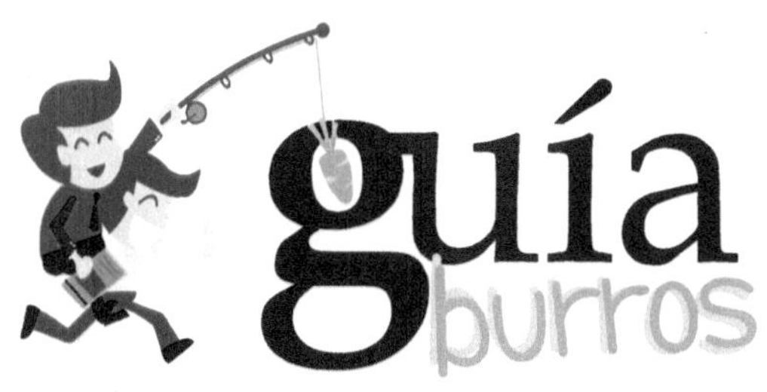

GUÍA DE ENFERMEDADES RARAS

PARA PACIENTES, FAMILIARES Y PROFESIONALES DE LA SALUD

JAVIER CANO
PEDRO LENDÍNEZ
SONIA MARTÍN

www.enfermedadesraras.guiaburros.es

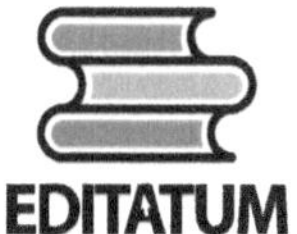

Si después de leer este libro, lo ha considerado como útil e interesante, le agradeceríamos que hiciera sobre él una **reseña honesta en cualquier plataforma de opinión** y nos enviara un e-mail a **opiniones@guiaburros.es** para poder, desde la editorial, enviarle **como regalo otro libro de nuestra colección.**

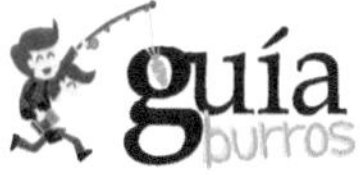

Sobre los autores

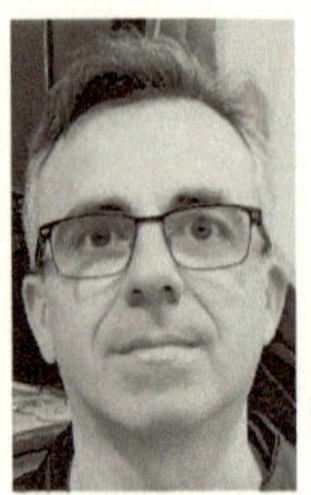 **Javier Cano** lleva más de 25 años como profesional de Enfermería. Ha ejercido como supervisor de hospital durante 20 años en áreas distintas como Medicina Preventiva, Anatomía Patológica, Esterilización y Farmacia Hospitalaria.

Doctor en Antropología, compagina su actividad profesional desde hace 18 años con la divulgación y formación de personal sanitario.

Es autor de *Guíaburros: Primeros auxilios: tú puedes salvar vidas* y coautor de *GuíaBurros: Suplementos dietéticos: verdades y mitos*.

Ha participado como experto en la elaboración de manuales sobre estándares y recomendaciones de calidad del Ministerio de Sanidad y como ponente y autor de trabajos en numerosos congresos nacionales e internacionales.

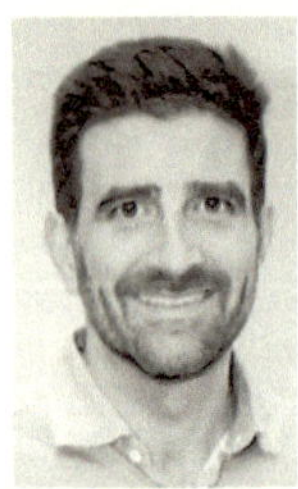 **Pedro Lendínez** es Licenciado en Ciencias Biológicas por la Universidad de Jaén. Máster en Relaciones Institucionales y Acceso al Mercado en el Sector Salud. Creador de la plataforma "Mas Visibles", para dar visibilidad a las Enfermerdades Raras. Estancia en la Facultad de Farmacia de la Universidad Mayor San Simón de Cochabamba (Bolivia). Funciones de gestión de cuentas en varios laboratorios dedicados al tratamiento de Enfermedades Raras.

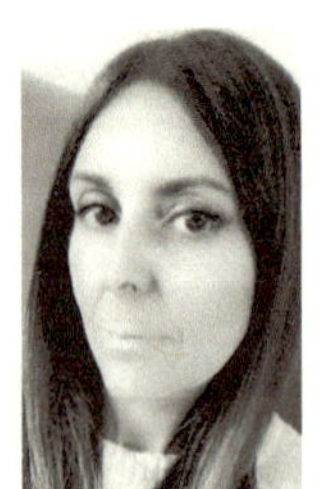 **Sonia Martín** es Licenciada en Derecho y ha desempeñado su actividad profesional en diferentes asesorías Jurídicas y despachos profesionales de abogados. Es Técnico Superior en Prevención de Riesgos Laborales en Seguridad en el Trabajo, Higiene Industrial, Ergonomía y Psicosociología aplicada y Experta en Relaciones Laborales por la Universidad de Castilla la Mancha. Es formadora ocupacional, asesora Jurídico Legal en Protección de Datos, autora de distintos libros formativos y coautora del libro *GuíaBurros: Suplementos Dietéticos: verdades y mitos,* desarrollando actualmente su actividad profesional en el ámbito formativo como Experta en Legislación Sanitaria.

Agradecimientos

Agradezco a Editatum por volver a apostar en este nuevo proyecto. A Virginia Parra por su colaboración. A todas esas familias que cada día afrontan una lucha y superación, con dedicación y esfuerzos incondicionales por avanzar y progresar en el campo del tratamiento y cuidados de los pacientes con este tipo de enfermedades minoritarias. Y por supuesto a todas las personas con este tipo de dolencias que nos aportan la energía diaria para inspirar nuestra labor.

Javier Cano

Agradezco a Javier Cano y a Sonia Martín por confiar en mí y compartir este proyecto. A los profesionales sanitarios con los que día a día comparto conversaciones sobre Enfermedades Raras y me ayudan a crecer en este campo. A los pacientes afectados de estas enfermedades y sus familias que me hacen seguir dando visibilidad. A mi familia por ser pacientes y comprender mi dedicación.

Pedro Lendínez

Agradezco a un niño maravilloso llamado Aitor Tebar y a su magnífica madre y amiga Mari Paz, el haberme inyectado la energía y la fuerza suficiente para emprender este nuevo proyecto. A Pedro y Javier, por apostar por la concienciación social y visibilidad de este colectivo afectado por enfermedades minoritarias.

Sonia Martín

índice

Prólogo

Tienes 14 años y empiezas a notar síntomas que ninguno de tus compañeros tiene. Te llevan al médico, y por si no te sintieses suficientemente "raro" ya; te hacen pruebas y te dicen que tienes una enfermedad. Ese día te ponen una etiqueta que nunca jamás te vas a poder quitar, dejas de ser una persona a secas para convertirte en una persona enferma. Qué poco cuesta poner la etiqueta y cuánto cuesta adaptarse a ella. Pero para colmo resulta que tu etiqueta es especial, no tienes una enfermedad común, tienes una enfermedad que padece 1 de cada 10 000 personas. "¿Por qué yo?" es la primera pregunta. Entonces te pones a buscar en Internet, con suerte encuentras algún foro en el que hay alguien más como tú, hablas con esa persona, pero no te alivia; sois 2 de cada 20 000… ¿Por qué vosotros? Te sientes solo, te sientes raro.

Tienes incertidumbre de tu futuro. Con 16 años ya empiezas a plantearte la maternidad, no quieres cargar a otra persona con la etiqueta. Tu vida ha pegado un giro brusco y sin estar preparada, te toca andar por otro camino que te muestra una gran cuesta, y además es resbaladizo, sin que hayas traído equipamiento para ello.

Cuando te diagnostican una enfermedad de baja prevalencia o una enfermedad minoritaria sientes que tu vida no va a volver a ser igual. Te replanteas muchos aspectos de tu vida y tiendes, inevitablemente, a compararte con las demás personas sanas de tu alrededor. Bueno, y también con las enfermas, que en edad temprana de la vida son pocas. La mayoría de las enfermedades minoritarias se diagnostican en la infancia, muchas veces cuando la persona es aún un bebé, no podemos olvidarnos entonces de esos padres que sostienen en brazos a un bebé enfermo. Un bebé enfermo que no tiene un tratamiento curativo, con todo lo que conlleva a nivel emocional. Luego viene la familia llena de preguntas y miedos. Los tíos preocupados de si sus hijos también lo pueden tener, los primos que solicitan el estudio genético… Todo es un caos.

Mi experiencia como persona con una enfermedad de baja prevalencia fue tortuosa, aunque no puedo negar que el hecho de que el diagnóstico llegara en plena adolescencia no ayudó. Era una chica de 14 años que en vez de bajarme la regla y desarrollar mis caracteres femeninos se me agravó la voz y me salió barba. Recuerdo de manera muy tortuosa el momento del diagnóstico. Adolescente que no entiende qué pasa, entra en una consulta con un médico y tres estudiantes a los que les cuenta con cierta emoción mi diagnóstico, en ese momento yo no entendía que mi "etiqueta" para él era un logro diagnóstico, y que los estudiantes que se encontraban ahí eran "afortunados", de ver un paciente con esta enfermedad. Los signos de mi enfermedad, los cuales me acomplejaban de una forma tremenda e intentaba ocultar de todas las maneras en mi día a día, en esa consulta se convirtieron en protagonistas. El resultado:

Dejé de ir a revisión.

Cuántas veces me repito mentalmente en mi trabajo que nunca hay que descubrir el cuerpo a una persona sin pedirle antes permiso y sin pensar detenidamente si aquello que vas a explorar es algo que les produce un enorme dolor en su vida diaria… ¡Cuántas!

Me pusieron un tratamiento que aumentó mi vello corporal y mi peso, que de eso tampoco andaba escasa, e hizo que se me llenara el cuerpo de estrías. También me añadió otra etiqueta, "ahora por tomar este tratamiento además eres diabética", toma otra pastilla. Ahí aprendí realmente lo que era un efecto secundario y, por qué no, del significado de la palabra Iatrogenia.

Adolescente y "castigada por la vida" dejé el tratamiento, sin encontrarme mejor. Bronca del médico. Pero finalmente creces y asumes tu etiqueta, entiendes que los cuerpos son cuerpos, enfermos o no hay que quererlos y cuidarlos. Te das cuenta de que 1 de cada 10 000 y sin disminución de la esperanza y prácticamente tampoco de vida no es lo peor que te puede haber pasado.

Inconscientemente te fijas y te das cuenta de que hay personas con etiquetas mucho más pesadas que la tuya.

Fue entonces cuando me planteé dedicarme a ayudar a personas que se ven en situaciones similares o peores en las que yo me vi. Mi objetivo principal no era el diagnóstico, aunque entiendo que es la base de todo y conlleva una preparación, que en este momento estoy surfeando. Mi objetivo principal es el apoyo y la lucha de las personas con enfermedades minoritarias. Explicarles que efectivamente han tenido mala suerte, que cuando leemos 1 de cada 10 000 nos sentimos parte de los 9 999, pero por desgracia a alguien le toca ser el 1. Hacerles entender que no están solas, que hay médicos que piensan en ellas, que se investiga, aunque sea en menor proporción, y que la lucha está en marcha. Hacerles llevar esa etiqueta lo mejor posible, a ellas y su familia, transformarla en una pegatina menos horrorosa, quitarle importancia e intentar que la vida sea más fácil para ellas.

Porque cuando un médico, tras meses o años de trabajo, llega a un diagnóstico, el trabajo no termina. Aún quedan las opciones terapéuticas (que serán en muchos casos más difíciles de encontrar que el propio diagnóstico) el seguimiento y la calidad de vida. Pero no se nos puede olvidar que el paciente cuando sale de esa consulta ya no va a volver a ser la misma persona nunca más.

Me repito incansablemente: Es muy fácil poner la etiqueta, pero no tanto adaptarse a ella. Para que no se me olvide que ese día le ha cambiado la vida a una persona y, aunque sea 1 de 10 000 sigue siendo una persona, una vida.

Virginia Parra Ramos
Médica Residente de Medicina Interna

Introducción

Enfermedades Raras (ER). ¿Qué son?

En ocasiones oímos en algún medio de comunicación, ya sea televisión, radio, prensa, e incluso a través de redes sociales, noticias relacionadas con las Enfermedades Raras. Oímos estas noticias de pasada, sin que desate en nosotros un gran interés; ni siquiera en la mayoría de las personas cierto grado de curiosidad…

En una sociedad en claro recorrido ascendente egoísta, con decadencia en valores, y de espalda (en muchas ocasiones) a los problemas ajenos, no nos es de interés, cualquier tema que personalmente no nos afecte.

Tenemos el claro ejemplo de lo que está ocurriendo en esta situación de pandemia mundial a causa del COVID, con el colapso sanitario, económico y la muerte a diario de miles y miles de personas en todo el mundo. En esta situación en la que estamos involucrados todos, y en el que salir de esta crisis depende de cada uno de nosotros; nos encontramos a diario numerosos grupos de distintas edades y clases sociales que egoístamente incumplen normas, se saltan las recomendaciones, a sabiendas que ello conllevará la infección de más personas y la muerte de muchas de ellas. Solo nos importa "lo mío", lo que me afecte a mí, y lo de los demás es problema de otros.

Las Enfermedades Raras (ER), también llamadas enfermedades minoritarias o huérfanas, son aquellas enfermedades que afectan alrededor de 1 persona por cada 20 000, lo que viene a ser una prevalencia por debajo de 5 casos por cada 100 000 personas.

Las cifras varían en porcentaje según los distintos países, existiendo diferencias entre Europa, América, Japón, e incluso diferencias entre los países pertenecientes a la Unión Europea.

Estaríamos hablando de un porcentaje muy pequeño si lo comparamos con otras enfermedades. Se estima que en el mundo pueden existir entre 6 000 y 7 000 Enfermedades Raras (ER). Aunque constantemente se van describiendo nuevas enfermedades en la literatura científica, con diferentes síntomas y cuadros, incluso dentro de una misma enfermedad; lo que supone una tremenda complejidad a la hora de poder agruparlas y establecer una clasificación.

Aunque encontramos cifras variables, hay fuentes que nos indican que de dos millones y medio a tres millones de personas en España podrían tener Enfermedades Raras; y entorno al 7 % de la población mundial.

Lo que me lleva a la conclusión de que si bien tomada de forma aislada, cada enfermedad parecería no tener gran repercusión, pero tomadas en su conjunto representan un porcentaje de población considerable y un gran problema de Salud Pública.

En las Enfermedades Raras nos encontramos una gran preocupación, frustración, sufrimiento, escasez de recursos, mínima investigación, limitaciones diagnósticas, tratamientos claramente mejorables… Desembocando en pacientes y familiares peregrinando por el desierto, en multitud de situaciones, y sufriendo un verdadero viacrucis, hasta encontrar un diagnóstico y un tratamiento, en el caso de que lo consigan.

No se conocen las causas exactas de estas enfermedades. Todas las Enfermedades Raras (ER) tienen en común que suelen ser graves, crónicas y progresivas. La mayor parte de ellas son de origen genético, se estima que en torno a un 80 %. Afectan tanto a las habilidades mentales, de comportamiento, capacidades físicas, produciendo dolores crónicos y desembocando en muchas ocasiones en discapacidades únicas y/o múltiples.

En algunas ocasiones aparecen desde el nacimiento a la infancia, y casi la mitad de las veces pueden aparecer durante la edad adulta. Debido al desconocimiento de su existencia hasta hace bien poco, sufrimos un déficit de investigaciones médicas, investigadores y responsables políticos comprometidos con la elaboración de políticas de salud enfocadas a este tipo de enfermedades. A esto le sumamos que, debido a su reducida prevalencia, no han sido económicamente de interés a los distintos sectores públicos y privados destinados a la investigación médica-farmacológica, dado que necesitan una gran inversión en tiempo y dinero, el cual probablemente no puedan recuperar en forma de beneficios económicos.

Si bien conviene indicar aquí, que en los últimos años se viene notando un importante progreso en el diagnóstico y tratamiento de algunas de estas enfermedades; progreso y avance que nos tiene que servir para ahondar e intensificar todos los esfuerzos que distintos sectores de la sociedad debemos realizar: desde divulgadores (como es mi caso), médicos y personal sanitario, investigadores, sectores privados (industria farmacéutica), responsables políticos, asociaciones de enfermos y familiares, y por supuesto personajes públicos de alto impacto social (como por ejemplo nuestra Reina Doña Letizia, con sus constantes colaboraciones con las asociaciones de Enfermedades Raras).

Todos debemos desde nuestra área de competencia, continuar con esta lucha para dar soluciones reales y respuestas a estas personas con este tipo de enfermedades. Con un enfoque holístico, biopsicosocial, una atención integral, donde no solo se traten Enfermedades Raras, sino principalmente se traten a personas con enfermedades, a las que en la práctica tenemos abandonadas, y se sienten olvidadas por la sociedad.

El concepto holístico y el concepto salud. La palabra holístico no está en el diccionario de la Real Academia de la Lengua. Proviene del griego: *holos,* que significa: todo, entero, total y completo. Suele usarse como sinónimo de integral, aunque va más allá del concepto integral, ya que profundiza en la esfera espiritual e íntima del paciente y familia.

Acompañar, cuidar en sentido holístico significa entonces considerar a las personas en todas sus dimensiones, es decir en la dimensión física, intelectual, social, emocional, espiritual y religiosa.

De este modo, el concepto de salud que proponemos para un cuidado holístico de estos enfermos no se conforma con considerarla como "estado de completo bienestar físico, mental y social, y no solo ausencia de enfermedad o dolencia", (OMS-WHO, 1946), puesto que, si bien esta definición tiene las ventajas de no reducir la salud a mera afección corporal y supera criterios exclusivamente somáticos y organicistas, descuida aspectos de la salud importantes, y la reduce a un mero estado.

Entendemos por estilo de acompañamiento holístico a la persona, aquel que pretende generar salud holística y esta sería la experiencia de la persona de armonía y responsabilidad en la gestión de la propia vida, de los propios recursos, de sus límites y disfunciones en cada una de las dimensiones de la persona ya citadas: física, intelectual, relacional, emocional, espiritual y religiosa.

Visión holística y biopsicosocial del enfermo, familia, del cuidador y de la enfermedad. Facilitar una atención integral al paciente y a su familia y cuidadores, evitando segregar a la persona de la enfermedad. Se pretende abordar el objeto de mejora o curación (la patología) sin menospreciar al sujeto que la padece.

Se establece la necesidad de favorecer y garantizar las relaciones profesionales entre niveles asistenciales, así como la continuidad asistencial, en beneficio de la concepción biopsicosocial y de la atención holística al paciente y a su entorno, atendiendo a las emociones, expectativas, sentimientos, creencias y valores de pacientes y familiares.

Se valora como imprescindible el diseño e implementación de formación en competencias transversales en el ámbito de cada centro sanitario, a través de metodologías didácticas activas y participativas, previo diagnóstico cuidadoso de necesidades de contexto.

De la misma manera, acompañar a la persona enferma en sentido holístico supone generar salud también en el ámbito mental.

La salud mental no es solo ausencia de patologías psíquicas, sino que la entendemos como apropiación de las propias cogniciones, ideas, teorías, paradigmas, modos de interpretar la realidad, libres de obsesiones y excesivas visiones cerradas y pretendidamente definitivas de las cosas y de la vida. Igualmente, acompañar en sentido integral al enfermo, implica promover salud relacional, salud en la dimensión social.

Se dará salud relacional cuando se pueda decir que una persona se relaciona bien consigo misma porque experimenta un cierto equilibrio en la relación con su cuerpo, porque promueve el autocuidado, la belleza, la autoestima. Una persona vive sanamente su dimensión relacional cuando experimenta paz con su "ser tierra", cuando se relaciona positivamente con toda la geografía humana física, cuando sabe disfrutar y tiene buena capacidad de posponer la gratificación.

El modelo integral, holístico de intervención en el cuidado a las personas enfermas y sus familias supone no solo considerar al hombre en todas sus partes, cuerpo, psique, sentimientos, relaciones, valores, creencias, cultura…

Holístico no es solamente ver al enfermo globalmente, sino que consiste en partir de la complejidad del ser humano y del mundo entero atravesado por la vulnerabilidad e interaccionando con la totalidad de los sujetos, produciéndose una concatenación de vínculos que pueden favorecer o entorpecer los procesos de salud.

No hay enfermedades, hay enfermos y detrás de ellos hay personas con una vida, una familia y en la mayoría de las ocasiones un drama. Abordar estas Enfermedades Raras (ER) irremediablemente supone un coste económico, el cual todos tenemos la obligación ética, moral y legal de asumir como sociedades avanzadas que nos consideramos.

En los últimos años se viene progresando en el conocimiento de estas ER, siendo el propósito de este libro contribuir en este esfuerzo, dando visibilidad y generando conciencia social respecto del cuidado de estas personas, y el abordaje diagnóstico y terapéutico de su enfermedad.

¿Cómo es su abordaje diagnóstico y terapéutico?

Diagnóstico y tratamiento

Hemos de decir que en la actualidad la mayoría de las Enfermedades Raras no tienen cura, y en muchas de ellas no existe tratamiento o el que se le aplica al paciente no es el correcto.

Además, con el hándicap de que un número importante de enfermos no llegan nunca a ser diagnosticados.

La persona afectada por una ER se enfrenta a grandes dificultades a la hora de poder recibir un diagnóstico acerca de lo que le ocurre. Se ve inmersa en una profunda problemática que pasa por:

- En general, una falta de información sobre estas Enfermedades Raras, tanto a profesionales del ámbito sanitario como al público en general.
- Problemas para acceder a una atención médica de calidad.
- El 42,68 % de las personas con estas patologías no dispone de tratamiento.
- Alto coste de los medicamentos y productos sanitarios, ya que no siempre se ven cubiertos por la Seguridad Social.
- Escasa formación a los médicos, relativa a estas patologías.

- Por la baja prevalencia encontramos una gran dispersión geográfica de estos pacientes.
- Dificultad para encontrar médicos y centros especializados en estas enfermedades.
- Falta de coordinación real entre hospitales y centros especializados y de referencia.

Todos estos puntos débiles sumados a otros muchos factores nos lleva a un retraso en el diagnóstico y a un estado de angustia y sufrimiento para el paciente y su familia. Lento y difícil proceso diagnóstico que llega a ser de 10 a 15 años de media, pasando por numerosos especialistas, durante muchos años hasta llegar al diagnóstico correcto, suponiendo que se produzca. Este retraso en el diagnóstico provoca en el paciente y su familia situaciones de angustia al no saber lo que les pasa, y al lento y retraso en la aplicación de un tratamiento efectivo, lo que irá provocando un empeoramiento en la situación clínica del paciente. Principalmente la aparición de las ER se produce en la edad infantil y juvenil; teniendo un peor pronóstico aquellas de aparición temprana.

Aun cuando he dejado tremendamente claro, las dificultades, escasez de recursos y falta de muchos esfuerzos agrupados de distintos sectores, en pro de la lucha conjunta por avanzar en el conocimiento, investigación, abordaje, calidad de cuidados y tratamientos a estos pacientes, es también nuestro propósito hacer una visión en positivo y poner sobre la mesa los puntos fuertes y los avances que poco a poco y con gran esfuerzo estamos consiguiendo entre todos.

Aspectos importantes que nos deben hacer sospechar que estamos ante una Enfermedad Rara (ER)

- Antecedentes familiares de un patrón sintomatológico peculiar o de alguna enfermedad rara (retraso mental, fracturas óseas frecuentes, hiperlaxitud articular, etc.).
- Aunque algunas ER empiezan a manifestarse a la edad adulta, es más habitual que los síntomas empiecen en infancia o adolescencia.
- Diversos déficits motores, sensoriales, intelectuales, etc. Que pueden abocar a una discapacidad.
- Varios órganos afectados (huesos, corazón, piel, hígado, etc.).

Puntos fuertes en la actualidad

- Gran involucración de profesionales que se toman este tema de forma personal, dedicando su tiempo, conocimiento y pericia profesional en pro de lograr avances. Avances estos, que no se corresponden al mismo nivel con la implicación de los diversos sectores públicos.
- Mayor implicación de algunas CCAA. No todas tienen el mismo grado de implicación.
- Mejor conocimiento en la actualidad de estas enfermedades gracias a la creación de registros.
- Existencia de distintas pruebas biológicas que permiten el diagnóstico de muchas ER mediante la realización de un simple test.
- Avanzan lentamente, pero sin pausa los recursos diagnósticos.

- Utilización de los TICs (nuevas tecnologías de la comunicación e información) para conectar a los distintos especialistas y poder así intercambiar información.
- Se atisba un reflejo de esperanza ante nuevas políticas nacionales y comunitarias respecto a las Enfermedades Raras.
- Si la ER es de origen genético hoy se disponen de test genéticos específicos al alcance de todos, gracias a que las nuevas técnicas de análisis han abaratado su coste.
- Se disponen de recursos a familias.
- Existencia de asociaciones de enfermos que juegan cada vez más un papel protagonista y fundamental.
- Algunas enfermedades ya disponen de tratamientos efectivos que mejoran el pronóstico y la calidad de vida de los pacientes (ej. enfermedad de Gaucher, enfermedad de Fabry…).

Hay diversas instituciones y entidades distintas que se ocupan y dedican intensamente al estudio de las ER, bien en su conjunto o como enfermedad de forma individual, que nombramos aquí, pero desarrollaremos más adelante.

El Instituto de Salud Carlos III es la referencia nacional e internacional en investigación biomédica y salud pública en España. Es el Organismo Público de Investigación (OPI) del Gobierno encargado de financiar y llevar a cabo la investigación biomédica nacional. Depende del Ministerio de Ciencia, Innovación y Universidades, aunque también está adscrito al Ministerio de Sanidad.

Ofrece servicios científicos, técnicos, sanitarios y biomédicos al Sistema Nacional de Salud, y dispone de programas de formación en salud pública, gestión sanitaria y dirección científica. El Instituto de Salud Carlos III creó un grupo de investigación (REPIER) que desarrolló el primer atlas de distribución geográfica de las ER.

▪ FEDER

Es la federación española de Enfermedades Raras, es un órgano de apoyo y asesoramiento, formado por personas de especial relevancia, conocimiento y experiencia en el ámbito de las Enfermedades Raras y en investigación, que se han distinguido por su trayectoria profesional. Tiene diferentes grupos en coordinación con diferentes profesionales de la salud, que desarrollan sus propias estadísticas y clasificaciones.

▪ EURORDIS

Es una alianza no gubernamental de organizaciones de pacientes dirigida por pacientes que representa a 962 organizaciones de pacientes de enfermedades raras en 73 países. Es, por lo tanto, la voz de 30 millones de pacientes afectados de enfermedades raras en toda Europa. Tiene como objetivo mejorar la calidad de vida de las personas con Enfermedades Raras en Europa mediante su defensa a nivel europeo, ayudando a la investigación y al desarrollo de medicamentos, a las redes de grupos de pacientes, aumentando la concienciación y otras acciones diseñadas para luchar contra el impacto de las ER en las vidas de los pacientes y de sus familias.

EURORDIS participa en importantes comités científicos. También juega un papel fundamental en la obtención de legislación a nivel europeo que fomente el desarrollo de medicamentos huérfanos para las Enfermedades Raras. Estamos comprometidos en un número de proyectos y actividades a nivel europeo. Otras iniciativas se centran en mejorar el acceso equitativo a los tratamientos para las Enfermedades Raras en toda Europa.

■ RED INTERNACIONAL DE ENFERMEDADES RARAS (RDI)

Nace con el firme objetivo de posicionar estas patologías como una prioridad de Salud Pública Internacional, esta alianza representa a pacientes y familias de todas las nacionalidades, siendo así la voz de todas las personas que viven con una enfermedad poco frecuente.

RDI es la voz global del paciente con una enfermedad poco frecuente en todo el mundo. Además, trabaja para convertir la ignorancia, el aislamiento y la exclusión en el conocimiento, la solidaridad y la esperanza.

La creación de esta alianza internacional es un gran paso para el colectivo, haciendo así posible una línea de acción internacional a favor de las Enfermedades Raras. Entre las prioridades de esta alianza se encuentra promover la investigación, influir en la formulación de políticas, así como representar al colectivo de ER, en los foros internacionales y mejorar la vida del colectivo a través del intercambio de información, la creación de redes, el apoyo mutuo y la realización de acciones conjuntas. Asimismo, entre sus líneas de acción principales para los próximos años se encuentra estructurar el diálogo con la industria, racionalizar la organización de conferencias internacionales, aumentar la representación de los pacientes en los organismos de financiación de investigación, así como la promoción de las ER dentro del sistema de la ONU. RDI es una iniciativa de EURORDIS creada en colaboración con las principales alianzas nacionales.

■ CREER

Es el Centro de Referencia Estatal de Atención a Personas con Enfermedades Raras y sus familias. Dependiente del Imserso con sede en Burgos, con un enfoque y visión global promueve el estudio de estas enfermedades y además de las necesidades y demandas sociosanitarias de las mismas.

■ ORPHANET

Es una base de datos europea sobre Enfermedades Raras y medicamentos huérfanos. Fue fundada en Francia por el INSERM (Instituto Nacional Francés de la Salud y de la Investigación Médica) en 1997 y sus oficinas administrativas se encuentran en París. Dispone de un listado de ER y acceso a información de más de 6 000 de estas enfermedades y un directorio de los recursos expertos.

El Sistema Nacional de Salud (SNS) se plantea unas líneas de actuación en sus últimas estrategias planteadas, para desarrollar en el marco de las Enfermedades Raras, que pasan por:

- La prevención.
- La detección lo antes posible de estas enfermedades.
- Atención sanitaria y sociosanitaria de los enfermos.
- Apoyo e impulso a la investigación.
- Formación de profesionales.
- Información al profesional, enfermo y familia.

El objetivo fundamental de todos los esfuerzos realizados desde los distintos sectores no debería ser otro que poder dar cobertura a todas las demandas que tienen los enfermos, por supuesto de sus familias y los profesionales de la salud que tienen su actividad centrada en estas enfermedades y demuestran un grado de implicación admirable. Hay que apostar e invertir recursos en todas y cada una de estas líneas.

Nos topamos con la circunstancia de que los avances científicos relacionados con estas enfermedades se producen fuera de nuestras fronteras, de forma que los tratamientos nos vienen desarrollados del exterior y limitándose la labor científica española solamente a la realización de algunos estudios.

Las Sociedades Científicas son un punto clave en el ámbito de las Enfermedades Raras. Nos dirigen y orientan en multitud de áreas:

- Pueden ejercer acciones de divulgación, para extender el conocimiento relativo al mejor abordaje posible.
- Divulgar el mejor tratamiento.
- Centros de referencia si los hubiera.

- Orientar a familiares para ponerse en contacto con asociaciones de enfermos.
- Recursos de apoyo a familiares.
- Métodos de cribado y despistaje.
- Formación.

De modo que las Sociedades Científicas deberían ser el centro de la diana, alrededor de la cual giran todas estas líneas de acción.

Principales Enfermedades Raras en España Enfermedades Raras en Iberoamérica

Dentro del grupo de Enfermedades Raras nos encontramos patologías muy diversas desde TDHA, Lupus, Síndrome de la Piel de Mariposa, enfermedad de los huesos de cristal, síndrome Alexander, etc. Además, siendo todas de una prevalencia muy baja, unas tienen una prevalencia mayor que otras.

Por poner algunos ejemplos aquí, nombraremos:

- **Esclerosis Tuberosa.** Se estima que pueden haber afectadas en torno a 4 000 personas en España.
- **Miopatía Nemalínica**. Con un número de casos desconocido. Enfermedad que provoca una gran hipotonía desde el nacimiento.
- **Narcolepsia cataplejía.** En torno a 30 000 casos en España. Un trastorno del sueño caracterizado por somnolencia diurna excesiva, acompañada de ataques de sueño incontrolables y cataplexia (pérdida de tono muscular, a menudo desencadenada por emociones agradables).
- **CDG.** Los defectos congénitos de la glucosilación, son enfermedades genéticas, con afectación multisistémica,

causadas por defectos que afectan al ensamblaje, la transferencia o el procesamiento de los oligosacáridos de las proteínas u otros glucoconjugados. Ocasionando una gran hipotonía desde el nacimiento. Afecta a alrededor de 90 personas en España

- **La enfermedad de Still.** Causa inflamación de las articulaciones, erupción cutánea y fiebre. Afecta a un número muy escaso de pacientes.

- **Esclerosis Tuberosa.** Es una enfermedad hereditaria, produce la formación de masas anormales (tumores no cancerosos) en algunos órganos del cuerpo, como pueden ser: la retina, la piel, los pulmones, los riñones y el corazón. Afecta a alrededor de 4 000 personas en España.

- **22q11.2.** Es una anomalía cromosómica que causa un cuadro clínico con malformaciones congénitas cuyos rasgos característicos incluyen defectos cardíacos, anomalías del paladar, dimorfismo facial, retraso en el desarrollo e inmunodeficiencia. Encontramos unos 10 000 casos en España

Entre las más frecuentes (con mayor prevalencia) en España según diversas fuentes estarían:

Miastenia Gravis

Es causada por un defecto en la transmisión de los impulsos nerviosos a los músculos. Ocurre cuando la comunicación normal entre el nervio y el músculo se interrumpe en la unión neuromuscular, el lugar en donde las células nerviosas se conectan con los músculos que controlan.

Es una enfermedad neuromuscular autoinmune caracterizada por la debilidad muscular, que afecta a músculos de brazos, piernas, cara y algunos músculos torácicos, e impide la respiración constante y normal. Los dolores y la debilidad de los músculos aumentan con la actividad física, y es así como normalmente se detecta. Suele tratarse con inmunosupresores y, en casos graves, con la extirpación del timo. El timo es un órgano linfoide primario y especializado del sistema inmunológico. Dentro del timo maduran las células T. Las células T son imprescindibles para el sistema inmunitario adaptativo, que es el lugar en donde el cuerpo se adapta específicamente a los invasores externos.

Ataxia de Friedreich

Es una enfermedad hereditaria que daña el sistema nervioso, causando un daño progresivo del mismo. Afecta a la médula espinal y a los nervios que controlan los movimientos de los músculos de los brazos y las piernas; ocasionando síntomas muy variados como perturbaciones de la marcha, problemas del lenguaje, dificultades respiratorias o anomalías cardíacas. Actualmente no existe tratamiento para esta enfermedad, solo para sus síntomas.

Paraparesia espástica hereditaria

Es un grupo de trastornos neurodegenerativos, conocido también como Síndrome de Strumpell-Lorrain, caracterizados clínicamente por espasticidad y debilidad progresiva de los miembros inferiores. Igual que en el caso anterior, no se ha desarrollado todavía un tratamiento para la enfermedad, solo para sus síntomas.

Esclerosis lateral amiotrófica (ELA)

Es una enfermedad progresiva del sistema nervioso que afecta las células nerviosas en el cerebro y la médula espinal, y causa pérdida del control muscular.

Al principio, los afectados solo tienen dificultades para caminar, escribir o hablar, pero según la enfermedad va avanzando el paciente pierde la fuerza, hasta que fallan los músculos del pecho y no puede respirar. Tampoco existe tratamiento en la actualidad, solamente para sus síntomas.

Linfangioleiomiomatosis (LAM)

Es una enfermedad pulmonar poco frecuente y de causa desconocida, que afecta a mujeres, por lo general, en edad fértil y que se caracteriza por un crecimiento anómalo de células musculares lisas atípicas (células LAM) a nivel pulmonar, formando quistes o bullas, afectando las vías aéreas, vasos linfáticos y sanguíneos, de modo que destruyen progresivamente el tejido pulmonar sano y este va perdiendo su función. Por ello, dificulta la respiración del paciente. Todavía no hay tratamiento claro, pero parece que la terapia hormonal y la supresión de las grasas en la dieta dan resultados positivos. Los síntomas se tratan con broncodilatadores.

Esclerosis sistémica

Es una enfermedad autoinmune crónica rara de causa desconocida, que afecta al colágeno de los tejidos, por lo que la piel y los tejidos de los órganos se endurecen.

Caracterizada por fibrosis difusa y anormalidades vasculares en la piel, articulaciones, y órganos internos, en especial el esófago, tubo digestivo inferior, pulmones, corazón y riñones.

Esto se manifiesta con cambios de coloración de la piel, la aparición de úlceras en las yemas de los dedos y, a nivel interno, dificultades para tragar y reflujo gástrico, entre otros. No se conoce tratamiento, solo que empeora con tóxicos como el tabaco, con el estrés y la exposición al frío.

Epidermólisis bullosa distrófica

Es un conjunto de enfermedades poco frecuentes que generan piel frágil con ampollas. Las ampollas pueden aparecer en respuesta a una lesión menor, incluso al calor, la fricción por rozamiento, al rascarse o por usar cinta adhesiva. Conocida como piel de mariposa, con constantes heridas y terminando por causar muñones y úlceras en diversas partes del cuerpo.

No existe tratamiento, solo se pueden someter las úlceras a tratamientos inmunitarios o intervenir quirúrgicamente en el caso de deformidades.

Quiste de Tarlov

Son pequeños quistes que se desarrollan en las meninges (capas internas llamadas piamadre y el aracnoides que protegen los nervios raquídeos) de la columna vertebral que contienen líquido cefalorraquídeo. Consiste en dilataciones de los nervios, que se llenan de líquido cefalorraquídeo, presionando los nervios y las estructuras circundantes, normalmente en la columna. Muchas veces no se diagnostican porque no producen síntomas. Todavía no hay consenso sobre su tratamiento, normalmente se tratan los síntomas para aliviar el malestar y la presión.

Síndrome de Arnold-Chiari

Es una anomalía cerebral que consiste en que el cerebelo, la parte del cerebro que controla la coordinación y el movimiento muscular, sobresale y ocupa parte del espacio que normalmente ocupa la médula espinal.

Suele manifestarse en la adolescencia. El cerebelo causa presión, provocando síntomas como mareos, problemas de coordinación y pérdida de equilibrio. Solo se puede tratar aliviando los síntomas o mediante cirugía.

Síndrome del Aceite Tóxico

Conocido también como enfermedad de la Colza, es con diferencia la enfermedad rara más frecuente de España, ya que hay más de 15 000 afectados. Esto se debe a una intoxicación masiva que ocurrió a principios de 1981, asociándose al consumo de un aceite de colza desnaturalizado con anilina al 2 % que había sido importado para usos industriales y, desviados con posterioridad al consumo humano previa refinación. Se manifiesta por hipertensión pulmonar, calambres y dolores musculares intensos y, si es crónica, puede causar fallos hepáticos y rigidez de la piel.

ALIBER

Es la Alianza Iberoamericana de Enfermedades Raras o Poco Frecuentes.

Es una red que aglutina a 532 organizaciones de pacientes con enfermedades raras, presente en 16 países de Iberoamérica, que coordina acciones para fortalecer el movimiento asociativo, dar visibilidad a las ER y representar a las personas con enfermedades poco frecuentes de Iberoamérica ante organismos locales, regionales, nacionales e internacionales, creando un espacio de colaboración conjunta y permanente para compartir conocimientos, experiencias y buenas prácticas en las áreas social, sanitaria, educativa y laboral.

Este conjunto de agrupaciones y organizaciones (ALIBER), pretende ser una entidad de referencia de todas las asociaciones de pacientes con ER en Iberoamérica, para potenciar la defensa de los derechos de pacientes y familiares; desde el compromiso, la solidaridad, inclusión, responsabilidad, calidad y equidad.

ALIBER insta a todos los agentes implicados para que, unidos por las enfermedades raras, se coordinen las actuaciones requeridas, y se doten de presupuesto económico para la sostenibilidad de diez propuestas, para que garanticen la investigación y el derecho al acceso a los tratamientos sanitarios y recursos asistenciales en condiciones de equidad por las personas con enfermedades poco frecuentes.

En concreto, estas diez propuestas son:

1. Fomentar la inclusión de las ER dentro de los planes de Salud Pública.
2. Promover la investigación básica, clínica, traslacional y psicosocial sobre ER, así como la participación activa de los pacientes en los estudios.
3. Desarrollar información para los afectados, los profesionales de la salud y el público en general.
4. Formar a los profesionales sociales y sanitarios en el tratamiento de las ER.
5. Reconocer la especificidad de las ER en lo referente a derechos sociales y sanitarios de los afectados.
6. Favorecer la creación de centros de referencia para mejorar el acceso a los cuidados y la calidad de la atención.
7. Facilitar el acceso a los recursos necesarios para la búsqueda y obtención del diagnóstico a tiempo.
8. Incentivar el desarrollo y acceso a los medicamentos huérfanos y terapias para ER.
9. Apoyar el movimiento asociativo de las personas afectadas por ER.
10. Establecer colaboraciones nacionales e internacionales en el ámbito de las ER.

Bioética en la investigación de Enfermedades Raras

En la década actual, y gracias a los últimos avances en medicina, han aumentado las posibilidades relacionadas con la investigación y estudio relativo a Enfermedades Raras, las cuales, en su mayoría son debidas a causas genéticas desconocidas por sus portadores. Pero también es cierto que estas nuevas terapias crean ciertas expectativas, que podrían entrar en conflicto con los principios éticos, tanto en su investigación, como en su estudio, aplicación, o ensayo en pacientes.

La primera terapia genética para curar una enfermedad mediante la infección del paciente con la versión correcta del gen, fue autorizada por la Agencia Europea del Medicamento en el año 2012, y era relativa a la Deficiencia de Lipoproteína lipasa, considerada una enfermedad rara hereditaria, que afectaba a dos centenares de pacientes en Europa. Por primera vez en el mundo se aprobaba la comercialización de un medicamento de terapia génica.

En el año 2016, la Unión Europea aprueba la primera terapia genética para niños del mundo, los denominados "bebes burbuja", ya que quienes nacían con este tipo de enfermedad rara, tenían el sistema inmune tan débil que debían vivir en ambientes que estuvieran libres de todo germen, eran pacientes con síndrome de inmunodeficiencia combinada severa causado por deficiencia congénita de adenosinadesaminasa (SCID-ADA).

En España hay unos tres millones de personas afectadas por una Enfermedad Rara, muchos de los cuales, lo desconocen por ausencia de diagnóstico. Más de cuarenta millones de personas afectadas, se estima que hay en Latinoamérica.

Como ya se ha citado anteriormente en este libro, una Enfermedad Rara es aquella que tiene una prevalencia baja en la población, por lo general inferior al 1 por 2 000 personas, en el caso de la Unión Europea, o de menos de 200 000 afectados, en el de Estados Unidos. Además, la Unión Europea ha añadido a la citada definición: que sea una enfermedad o trastorno crónico de carácter grave o incapacitante, o que ponga en riesgo la vida del paciente.

Desde el punto de vista ético, surge la duda, en lo relativo a la investigación en seres humanos, aun sabiendo, que no existen otros procedimientos que puedan garantizar de forma tan fiable la eficacia de los tratamientos. En la práctica médica actual, la mayoría de los procedimientos diagnósticos, terapéuticos o profilácticos implican riesgos. Esto rige especialmente en la investigación biomédica. El progreso médico se basa en la investigación que, en última instancia, debe apoyarse en parte en la experimentación realizada en personas.

Puesto que es esencial que los resultados de las pruebas de laboratorio se apliquen a seres humanos para obtener nuevos conocimientos científicos y ayudar a las personas que poseen una de estas enfermedades, la Asociación Médica

Mundial aprobó la Declaración de Helsinki, en junio de 1964, siendo considerada uno de los documentos más importantes en lo relativo a la ética de la investigación en seres humanos.

El propósito principal de la investigación médica es comprender las causas, evolución y efectos de las enfermedades y mejorar las intervenciones preventivas, diagnósticas y terapéuticas (métodos, procedimientos y tratamientos). Incluso, las mejores intervenciones probadas deben ser evaluadas continuamente a través de la investigación para que sean seguras, eficaces, efectivas, accesibles y de calidad.

Pero estas investigaciones médicas están sujetas a normas éticas que sirven para promover y asegurar el respeto a todos los seres humanos y para proteger su salud y sus derechos individuales.

En la investigación médica, es deber del médico proteger la vida, la salud, la dignidad, la integridad, el derecho a la autodeterminación, la intimidad y la confidencialidad de la información personal de las personas que participan en investigación. La responsabilidad de la protección de las personas que toman parte en la investigación debe recaer siempre en un médico u otro profesional de la salud y nunca en los participantes en la investigación, aunque hayan otorgado su consentimiento. Además, se debe asegurar compensación y tratamiento apropiados para las personas que son dañadas durante su participación en la investigación.

Estas investigaciones solo deben realizarse cuando la importancia de su objetivo es mayor que el riesgo y los costos para la persona que participa en la investigación. Y sobre todo deben tomarse toda clase de precauciones para resguardar la intimidad de la persona que participa en la investigación y la confidencialidad de su información personal.

Consentimiento informado

La participación de personas capaces de dar su consentimiento informado en la investigación médica debe ser voluntaria. Aunque puede ser apropiado consultar a familiares, ninguna persona capaz de dar su consentimiento informado debe ser incluida en un estudio, a menos que ella acepte libremente.

Cada participante potencial debe recibir información adecuada acerca de los objetivos, métodos, fuentes de financiamiento, posibles conflictos de intereses, afiliaciones institucionales del investigador, beneficios calculados, riesgos previsibles e incomodidades derivadas del experimento y todo otro aspecto pertinente de la investigación. El participante potencial debe ser informado del derecho de participar o no en la investigación y de retirar su consentimiento en cualquier momento, sin exponerse a represalias. Se debe prestar especial atención a las necesidades específicas de información de cada participante-paciente, como también a los métodos utilizados para entregar la información.

Después de asegurarse de que el individuo ha comprendido la información, el médico u otra persona calificada apropiadamente debe pedir entonces, preferiblemente por escrito, el consentimiento informado y voluntario de la persona. Si el consentimiento no se puede otorgar por escrito, el proceso para lograrlo debe ser documentado y atestiguado formalmente. Todas las personas que participan en la investigación médica deben tener la opción de ser informadas sobre los resultados generales del estudio.

Cuando el participante-paciente, sea incapaz de dar su consentimiento informado, el médico debe pedir el consentimiento informado del representante legal. Estas personas no deben ser incluidas en la investigación que no tenga posibilidades de beneficio para ellas, a menos que esta tenga como objetivo promover la salud del grupo representado por el participante y esta investigación no puede realizarse en personas capaces de dar su consentimiento informado y la investigación implica solo un riesgo y coste mínimo.

Si un participante potencial que toma parte en la investigación considerado incapaz de dar su consentimiento informado es capaz de dar su asentimiento a participar o no en la investigación, el médico debe pedirlo, además del consentimiento del representante legal. El desacuerdo del paciente debe ser respetado.

La investigación en individuos que no son capaces física o mentalmente de otorgar consentimiento, por ejemplo, los pacientes inconscientes, se puede realizar solo si la condición física-mental que impide otorgar el consentimiento informado es una característica necesaria del grupo investigado. En estas circunstancias, el médico debe pedir el consentimiento informado al representante legal. Si dicho representante no está disponible y si no se puede retrasar la investigación, el estudio puede llevarse a cabo sin consentimiento informado, siempre que las razones específicas para incluir a individuos con una enfermedad que no les permite otorgar consentimiento informado hayan sido estipuladas en el protocolo de la investigación y el estudio haya sido aprobado por un comité de ética de investigación. El consentimiento para mantenerse en la investigación debe obtenerse a la brevedad posible del individuo o de un representante legal.

Para la investigación médica en que se utilice material o datos humanos identificables, como la investigación sobre material o datos contenidos en biobancos o depósitos similares, el médico debe pedir el consentimiento informado para la recolección, almacenamiento y reutilización. Podrá haber situaciones excepcionales en las que será imposible o impracticable obtener el consentimiento para dicha investigación. En esta situación, la investigación únicamente puede ser realizada después de ser considerada y aprobada por un comité de ética de investigación.

Por tanto, el respeto por las personas exige que, a los sujetos, hasta el grado en que sean capaces, se les dé la oportunidad de escoger lo que les ocurrirá o no. Esta oportunidad se provee cuando se satisfacen estándares adecuados de consentimiento informado.

No hay duda sobre la importancia del consentimiento informado, conteniendo el mismo tres elementos esenciales, como son:

a) Información.
b) Comprensión.
c) Voluntariedad.

Información

La mayoría de los códigos de investigación establecen ítems específicos que deben revelarse con el fin de estar seguros de que los sujetos reciben información suficiente. Estos ítems generalmente incluyen: el procedimiento de investigación, los propósitos, riesgos y beneficios que se prevén; procedimientos alternos (si se trata de una terapia) y la oportunidad del paciente, de hacer preguntas y de retirarse de la investigación en cualquier momento.

Un problema especial de consentimiento surge cuando al informar a los sujetos de algún aspecto pertinente de la investigación puede llegar a comprometer la validez de esta. En muchos casos es suficiente indicar a los sujetos que se les está invitando a participar en una investigación, algunos de cuyos detalles no serán revelados hasta que sea concluida.

Los casos de investigación con información incompleta solo están justificados si queda claro que:

1. La información incompleta es verdaderamente necesaria para lograr las metas de la investigación.

2. No se deja de revelar a los sujetos los riesgos que sobrepasen el mínimo.
3. Hay un plan adecuado para informar a los sujetos, cuando sea apropiado, y para informarles los resultados de la investigación.

Nunca debe reservarse información acerca de los riesgos con el propósito de obtener la cooperación de los sujetos y siempre deben darse respuestas veraces a las preguntas directas acerca de la investigación.

Comprensión

La forma y el contexto en que se transmita la información son tan importantes como esta. Por ejemplo: presentarla en forma rápida y desorganizada dando poco tiempo para, puede afectar adversamente la capacidad del sujeto para hacer una buena elección.

Dado que la capacidad para entender es función de la inteligencia, la racionalidad, la madurez y el lenguaje, es necesario adaptar la presentación de la información a las capacidades del sujeto. Siempre hay obligación de asegurarse de que la información que se da a los sujetos está completa y es comprendida adecuadamente.

Voluntariedad

El consentimiento es válido únicamente si es dado voluntariamente. Este elemento del consentimiento informado requiere condiciones libres de coerción o influencia indebida.

Ocurre coerción cuando una persona hace a otra, intencionalmente, para obtener consentimiento, una amenaza abierta de daño; en contraste se configura la influencia indebida a través de la oferta de una recompensa excesiva, injustificada, inapropiada o incorrecta.

A lo largo de la historia, la investigación científica ha producido beneficios sociales sustanciales. También ha planteado algunas dudas éticas inquietantes.

Con el término principios éticos básicos no referimos a aquellos juicios generales que sirven como justificación básica para las muchas prescripciones y evaluaciones éticas particulares de las acciones humanas.

Tres principios básicos, entre los generalmente aceptados en nuestra tradición cultural, son particularmente relevantes para la ética de la investigación con humanos; son respeto por las personas, beneficio y justicia.

1. **Respeto por las personas.** Este respeto incorpora al menos dos convicciones éticas:

   - Primera: los individuos deben ser tratados como agentes autónomos;
   - Segunda: las personas con autonomía disminuida tienen derecho a protección. El principio del respeto por las personas se divide entonces en dos requerimientos Morales separados: el de reconocer la autonomía y el de proteger a quienes la tienen disminuida.

2. **Beneficencia.** Las personas son tratadas éticamente no solo respetando sus condiciones y protegiéndolas del daño, sino también haciendo esfuerzos para asegurar su bienestar. Se han formulado dos reglas generales como expresiones complementarias de acciones de beneficencia en este sentido:

- No hacer daño.
- Aumentar los beneficios y disminuir los posibles daños lo más que sea posible.

El proverbio hipocrático "no hagas daño"; ha sido desde hace mucho tiempo un principio fundamental, de ética médica. Claude Bernard lo extendió al campo de la investigación, diciendo que uno no debería lesionar a una persona independientemente a los beneficios que pudieran derivarse para otras.

3. **Justicia.** ¿Quién debiera recibir los beneficios de la investigación y quién soportar sus cargas? Esta es una cuestión de justicia en el sentido de equidad en la distribución. Ocurre injusticia cuando se le niega a una persona algún beneficio al que tiene derecho sin que para ello haya una buena razón, o se le impone indebidamente alguna carga. Otra manera de concebir el principio de la justicia es que los iguales deben ser igualmente tratados. Sin embargo, este planteamiento requiere explicación. ¿Quién es igual y quién desigual?; ¿qué consideraciones justifican apartarse de la distribución igual?; casi todos los tratadistas conceden que las distinciones basadas en la experiencia, la edad,

la carencia, la competencia, el mérito y la posición si constituyen algunas veces criterios que justifican el tratamiento diferencial para ciertos propósitos.

Y serán los comités de ética, como órgano institucional, tanto a nivel Europeo, como propio de cada estado, o el Consejo de Revisión Institucional (Institutional Review Boards), denominación que se le da en Estados Unidos, los encargados de proteger a los sujetos o pacientes sometidos a investigación o estudio, de cualquier tipo de práctica abusiva o mala praxis por parte de los médicos o investigadores, relacionado con todo tipo de enfermedades.

Pero además tenemos otro problema añadido, que es el financiero. Como regla general la investigaciones clínicas que se llevan a cabo, se producen con dinero procedentes de los propios Estados, por tanto, estaríamos hablando de dinero público.

Pero también es cierto que participan empresas farmacéuticas, las cuales solo aportan dinero a este tipo de investigaciones cuando se aseguran obtener un beneficio superior al principal. En el caso de las Enfermedades Raras, al tener una incidencia minoritaria en la población nacional y mundial, no les es rentable a las farmacéuticas invertir en ellas. Por ello la Comisión Europea ha incrementado su apoyo a las iniciativas que surgen de colaboración en la investigación de tratamientos y medicamentos para las Enfermedades Raras, entre ellas el Consorcio Internacional de Investigación en Enfermedades Raras, también denominado IRDiRC, creado en el año 2011, por iniciativa de la Comisión Europea y los Institutos Nacionales de Salud de los EEUU, para promover la colaboración

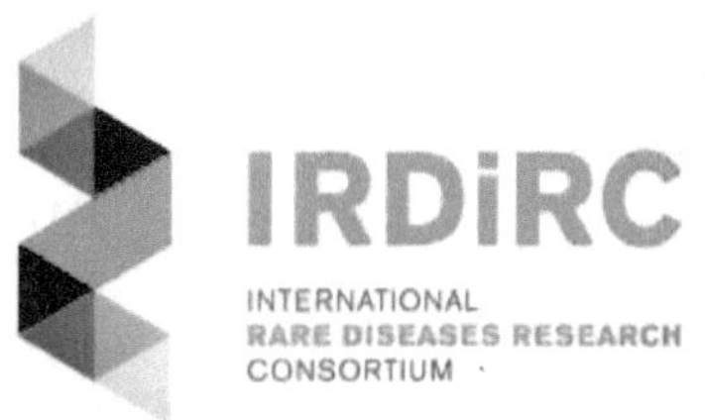

internacional en la investigación de las enfermedades raras y al que se han ido uniendo progresivamente nuevos países, entre ellos Japón y Canadá.

Uno de los objetivos que se ha marcado el IRDiRC para el período 2017-2027, es que todos los pacientes de Enfermedades Raras reciban un diagnóstico preciso, atención y terapia en el plazo de un año desde que acuden a consulta médica.

Así mismo se establece como objetivo básico aprobar 1 000 nuevos tratamientos para las enfermedades raras y se propone desarrollar metodologías que permitan valorar el impacto de los diagnósticos y las terapias aplicadas en los pacientes con Enfermedades Raras.

Según la Agencia Europea de Medicamentos, hay entre 5 000 y 8 000 enfermedades raras distintas en la UE, que afectan a entre 27 y 36 millones de personas.

Tipos de Enfermedades Raras Retos diagnósticos

Hoy en día podemos hablar de que hay entre 6 000 y 7 000 enfermedades raras descritas. Este número varía ya que se van describiendo nuevas patologías regularmente.

Las Enfermedades Raras son invisibles porque la codificación y clasificación actual no es adecuada. Se puede afirmar que toda enfermedad no incluida en una lista es una enfermedad inexistente. Describirlas todas en un solo libro sería misión imposible debido a su gran número y heterogeneidad. Pero si podemos encontrarlas agrupadas y clasificadas en la web de Orphanet (www.orpha.net) de la que haremos referencia en múltiples ocasiones. A modo de ejemplo podemos encontrar una clasificación jerárquica de las Enfermedades Raras en Orphanet que nos hace ser conscientes de la complejidad de estas y su manejo.

La gran mayoría de las Enfermedades Raras tienen base genética y suelen hacer su debut en los primeros años de vida. El mayor conocimiento de los signos y síntomas de estas patologías hará que el abordaje de la enfermedad sea más acertado y acortar los tiempos hasta llegar al diagnóstico. El estudio ENSERio, llevado a cabo por FEDER, con referencia al diagnóstico concluye que en España la mitad de las personas que conviven con una enfermedad rara han sufrido un retraso diagnóstico. De ellas el 20% ha tenido que esperar más de una década y un porcentaje similar entre 4 y 9 años.

Los retos diagnósticos en Enfermedades Raras pasan por reducir drásticamente esos plazos para poder acceder a un tratamiento de la enfermedad o tratamiento de los síntomas en caso de no existir tratamiento.

"No se diagnostica lo que no se conoce". Bajo esta premisa podemos afirmar que una Enfermedad Rara a veces es una enfermedad infra diagnosticada por desconocimiento. Sirva como ejemplo la Porfiria Aguda Intermitente (PAI) en la Región de Murcia. La Vega Baja de Murcia es una zona endémica de Porfiria Aguda Intermitente por lo que la Región de Murcia tiene un alto grado de conocimiento de la patología y sus formas de expresión. Están muy atentos a sus síntomas y el diagnóstico suele ser precoz comparado con otras zonas de España donde la casuística es muy inferior.

La falta de información y conocimiento sobre la enfermedad provoca un peregrinaje doloroso para las familias afectadas. Las continuas visitas al hospital, pruebas innumerables, derivaciones a otras especialidades e incluso desplazamientos entre provincias hacen que en los afectados y sus familias se genere un estrés físico y emocional que repercute negativamente en la evolución del paciente. Como ya hemos visto llegando, en muchos casos, a tardar años en encontrar un diagnóstico correcto.

Recursos para profesionales
Diagnóstico y tratamiento

En la actualidad existen muchos recursos a disposición del profesional sanitario y del paciente para acceder a un diagnóstico y tratamiento adecuado. El desconocimiento de estos hacen que no se hable de ellos y que con el tiempo se queden obsoletos y sin uso.

A continuación, nombramos algunas de las herramientas disponibles.

Estrategia en Enfermedades Raras del Sistema Nacional de Salud

La Estrategia en Enfermedades Raras del SNS fue aprobada por el Consejo Interterritorial del Sistema Nacional de Salud (CISNS) en junio de 2009, bajo el impulso y apoyo del Ministerio de Sanidad, Servicios Sociales e Igualdad (MSSSI). Fue el resultado de un fructífero trabajo de coordinación y consenso entre las Comunidades Autónomas (CC.AA.), las sociedades científicas relevantes en la materia y las asociaciones de pacientes.

En el CISNS se acordó realizar una evaluación de la Estrategia a los dos años de su aprobación, para ello el Comité Institucional (representantes de las CC.AA.) y por el

Comité Técnico (sociedades científicas y asociaciones de pacientes) de la misma acordaron por consenso la metodología para su evaluación, determinando el método operativo de recogida de información y las fuentes a consultar en cada caso.

____

⤢ https://www.mscbs.gob.es/organizacion/sns/plan CalidadSNS/enfermedadesRaras.htm

Protocolo para atención primaria DICE-APER

Objetivos del protocolo DICE-APER:

1. **Diagnóstico (D):** identificar a las personas que tienen un diagnóstico correspondiente a alguna de las enfermedades raras descritas, o bien están en estudio bajo sospecha de poder tenerla. Esta identificación conlleva de forma inmediata la salvaguarda de esa información en el propio sistema de la consulta del médico (papel o aplicación informática de AP).
2. **Información (I):** proporcionar una información básica y de soporte al paciente, partiendo de los recursos existentes en organizaciones de pacientes y de la administración.
3. **Coordinación (C):** contribuir a la coordinación asistencial que cada paciente demande, estableciendo los lazos oportunos entre el médico de atención primaria y el servicio médico especialista de esa enfermedad.

4. **Epidemiología (E):** proporcionar información al sistema sanitario sobre las dimensiones del problema, facilitando que el paciente pueda inscribirse el registro de personas con enfermedades raras del ISCIII y contribuyendo a la investigación mediante la donación de una muestra de sangre para el biobanco del ISCIII.

___

[↗] https://dice-aper.semfyc.es/

Registro de Pacientes de Enfermedades Raras

El Registro de Pacientes de Enfermedades Raras del Instituto de Salud Carlos III (ISCIII), está coordinado y dirigido desde el Instituto de Investigación en Enfermedades Raras (IIER), centro perteneciente al ISCIII y que también forma parte del CIBERER (Consorcio de Investigación Biomédica en Red de Enfermedades Raras).

Este registro tiene dos vías de entrada de datos diferentes:

- Registros de pacientes orientados a resultados: Datos facilitados por los propios pacientes.
- Datos facilitados por profesionales participantes de redes de investigación y de sociedades médicas que mantienen convenio con el ISCIII.

___

[↗] https://registroraras.isciii.es/Comun/Inicio.aspx

Programas de cribado neonatal de enfermedades endocrino-metabólicas

El Programa de cribado neonatal de enfermedades endocrino-metabólicas tiene como objetivo principal identificar precozmente y tratar a los recién nacidos afectados de aquellas enfermedades congénitas que cumplen los criterios de inclusión en los programas de cribado neonatal. La intervención sanitaria adecuada, en el momento oportuno, reduce la morbilidad, la mortalidad y las discapacidades asociadas a dichas enfermedades.

Las enfermedades que forman parte del programa de cribado neonatal de enfermedades endocrino-metabólicas de la cartera común de servicios asistenciales del Sistema Nacional de Salud (SNS) y que se ofertan a todos los recién nacidos en España son:

- Hipotiroidismo congénito.
- Fenilcetonuria.
- Fibrosis quística.
- Deficiencia de acil-coenzima A-deshidrogenasa de cadena media (MCADD).
- Deficiencia de 3-hidroxi-acil-coenzima A-deshidrogenasa de cadena larga (LCHADD).
- Acidemia glutárica tipo I (GA-I).
- Anemia falciforme.

🡵 https://www.mscbs.gob.es/profesionales/saludPublica/prevPromocion/Cribado/cribadoNeonatal.htm

Redes Europeas de Referencia (ERN)

Los sistemas de salud en la Unión Europea (UE) pretenden ofrecer una atención sanitaria eficaz, eficiente y de alta calidad. Algo especialmente difícil en los casos de enfermedades que precisan una concentración de recursos o conocimientos especializados, incluso cuando se trata de enfermedades complejas, raras o de baja prevalencia.

La política de sanidad de la UE potencia la cooperación entre los países comunitarios.

La Directiva 2011/24/UE, sobre los derechos de los pacientes en la asistencia sanitaria transfronteriza, en su artículo 12 apoya el desarrollo de ERN entre los prestadores de asistencia sanitaria, adoptando los criterios y condiciones que han de cumplir dichas redes y los prestadores que deseen unirse a ellas.

En marzo de 2014, con el apoyo unánime de los Estados Miembros se adoptó el marco jurídico para la creación y la evaluación de estas redes (Decisión delegada y Decisión de ejecución).

El acceso a la atención sanitaria varía enormemente de un país a otro de la UE, por eso se hace necesario una mayor eficacia y coordinación en la puesta en común de los recursos y los conocimientos especializados. Esto se puede conseguir, entre otros mecanismos, mediante la creación de ERN.

Objetivos de las ERN:

- Mejorar el acceso de los pacientes a una atención sanitaria altamente especializada, segura y de gran calidad.
- Facilitar la cooperación europea en materia de asistencia sanitaria sumamente especializada.
- Mejorar el diagnóstico y la atención sanitaria en afecciones enfermedades donde el conocimiento es escaso.
- Ayudar a los Estados Miembros con un número insuficiente de pacientes a prestar servicios altamente especializados.
- Poner en común el conocimiento, difundir las innovaciones en el campo de la ciencia médica y de las tecnologías sanitarias.
- Fomentar la formación y la investigación.

⤴ https://www.mscbs.gob.es/profesionales/Centros DeReferencia/RedesEuropeas.htm

Centros, Servicios y Unidades de Referencia del Sistema Nacional de Salud (SNS)

Centro de Referencia: centro sanitario que dedica fundamentalmente su actividad a la atención de determinadas patologías o grupos de patologías que cumplan una o varias de las características establecidas en el Real Decreto 1302/2006.

Servicio o Unidad de Referencia: servicio o unidad de un centro o servicio sanitario que se dedica a la realización de una técnica, tecnología o procedimiento o a la atención de determinadas patologías o grupos de patologías que cumplan una o varias de las características establecidas en el Real Decreto 1302/2006, aunque además ese servicio o unidad atienda otras patologías para las que no sería considerado de referencia.

Los CSUR del Sistema Nacional de Salud deben:

- Dar cobertura a todo el territorio nacional y atender a todos los pacientes en igualdad de condiciones independientemente de su lugar de residencia.
- Proporcionar atención en equipo multidisciplinar: asistencia sanitaria, apoyo para confirmación diagnóstica, definir estrategias terapéuticas y de seguimiento y actuar de consultor para las unidades clínicas que atienden habitualmente a estos pacientes.
- Garantizar la continuidad en la atención entre etapas de la vida del paciente (niño-adulto) y entre niveles asistenciales.
- Evaluar los resultados.
- Dar formación a otros profesionales.

---

https://www.mscbs.gob.es/profesionales/Centros DeReferencia/CentrosCSUR.htm

Grupo de Enfermedades Raras y medicamentos huérfanos de la SEFH

Objetivos Específicos:

- Generar y difundir conocimiento en el tratamiento de las Enfermedades Raras.
- Impulsar la investigación evaluativa sobre ER.
- Contribuir al uso adecuado y seguro de los MH.
- Evaluar y mejorar los resultados en salud de los MH.
- Identificar nuevas formas de financiación en MH.
- Promover la relación de los farmacéuticos de hospital con los pacientes con ER y sus asociaciones.
- Difundir el conocimiento generado por el grupo a través de bases de datos y publicaciones.
- Posicionar al farmacéutico de hospital como referente en el tratamiento de las ER.

https://gruposdetrabajo.sefh.es/orpharsefh/

CIBERER

La misión del CIBERER es ser un centro donde se prime y se favorezca la colaboración y la cooperación entre grupos de investigación biomédica y clínica, en el que se hace especial hincapié en los aspectos de la investigación genética, molecular, bioquímica y celular de las enfermedades raras, genéticas o adquiridas.

Su objetivo es mejorar el conocimiento sobre la epidemiología, las causas, y los mecanismos de producción de las Enfermedades Raras. Esta investigación es la base para proveer de nuevas herramientas para el diagnóstico y la terapia de las ER, favoreciendo la investigación traslacional o traslativa entre el medio científico del laboratorio y el medio clínico de los centros sanitarios.

CIBERER en relación a las enfermedades raras sigue los objetivos marcados por el Internacional Rare Diseases Research Consortium (IRDiRC). El IRDiRC es una iniciativa promovida por el Consejo de Europa y por Estados Unidos, para conseguir hasta 2020, doscientas nuevas estrategias terapéuticas, innovaciones diagnósticas y una base de datos global en base a los registros estatales.

CIBERER tiene por objetivo desarrollar una investigación de alta calidad en Enfermedades Raras, cooperativa e innovadora, fomentando la traslación de los resultados a la práctica clínica. Los objetivos concretos son fundamentalmente basados en el desarrollo de nuevos tratamientos, y la mejora en el acceso al diagnóstico de las ER.

Para lograr este desafío, el CIBERER trabaja en estrecha colaboración a nivel nacional e internacional con todos los agentes implicados en el campo de las ER para:

- Establecer y proveer acceso a datos, información armonizada y relevante en ER.
- Llevar a cabo la caracterización molecular y clínica de las ER.

- Fomentar la investigación traslacional, preclínica y clínica en ER.
- Racionalizar las normativas y procedimientos éticos en ER.

Para todo ello, se mantendrán las líneas de actuación sobre las que ha estado incidiendo durante estos años de existencia: trabajo en red, investigación de excelencia, investigación colaborativa y cooperativa, traslación y transferencia de los resultados, así como visibilidad social de las ER. Además, y de forma complementaria se continuará potenciando la internacionalización de la investigación, la relación efectiva con el sector productivo y la visibilidad institucional.

---

https://www.ciberer.es/

IRDiRC

El Consorcio Internacional de Investigación de Enfermedades Raras (IRDiRC) une organismos nacionales e internacionales de financiación gubernamental y sin fines de lucro, empresas (incluidas empresas farmacéuticas y biotecnológicas), organizaciones paraguas de defensa del paciente e investigadores científicos para promover la colaboración internacional y promover la investigación de Enfermedades Raras en todo el mundo. Es importante destacar que la cobertura del Consorcio es global e involucra a partes interesadas de África, Asia, Australia, América del Norte y Europa.

IRDiRC, lanzado oficialmente en 2011, fue concebido originalmente con dos objetivos principales: contribuir al desarrollo de doscientas nuevas terapias y los medios para diagnosticar la mayoría de las Enfermedades Raras para el año 2020. Se han realizado progresos considerables en estos objetivos: el objetivo de ofrecer doscientas nuevas terapias se logró a principios de 2017 —tres años antes de lo esperado— y el objetivo de diagnóstico está al alcance de la mano.

Aprovechando el impulso de este progreso, el IRDiRC ideó un nuevo conjunto de metas mundiales de Enfermedades Raras para la década 2017-2027. IRDiRC tiene como objetivo acelerar el progreso con tres objetivos para el Consorcio, y empujar ambiciosamente los límites de lo que actualmente es posible a largo plazo con una visión audaz para el campo, todo con la vida de los pacientes con enfermedades raras en mente.

> **LA VISIÓN**
>
> Permitir que todas las personas que viven con una ER reciban un diagnóstico, atención y terapia disponibles a un año de llegar a la atención médica.

Con el fin de trabajar hacia esta visión audaz y ambiciosa, IRDiRC se ha fijado tres objetivos para la próxima década:

- **Objetivo 1:** todos los pacientes que acudan a la atención médica con una sospecha de enfermedad rara serán diagnosticados dentro de un año si su trastorno se conoce en la literatura médica; todos los individuos actualmente no diagnosticables entrarán en un proceso de diagnóstico e investigación coordinado a nivel mundial.

- **Objetivo 2:** se aprobarán mil nuevas terapias para enfermedades raras, la mayoría de las cuales se centrarán en enfermedades sin opciones aprobadas.
- **Objetivo 3:** se desarrollarán metodologías para evaluar el impacto de los diagnósticos y terapias en pacientes con Enfermedades Raras.

Los avances en los objetivos anteriores han demostrado que la Comunidad Internacional de Investigación de Enfermedades Raras está ansiosa por compartir conocimientos y experiencias, y trabajar en colaboración a través de las fronteras con el fin de llevar diagnósticos y terapias a los pacientes. Los nuevos objetivos IRDiRC solo se pueden lograr con cambios fundamentales en la forma en que la ciencia se lleva a cabo, comparte y se aplica a la atención de los pacientes con enfermedades raras.

⬀ https://irdirc.org/

ORPHANET

Orphanet se estableció en Francia en 1997 con el advenimiento de Internet con el fin de reunir los escasos conocimientos sobre enfermedades raras con el fin de mejorar el diagnóstico, la atención y el tratamiento de los pacientes con enfermedades raras. Esta iniciativa se convirtió en un empeño europeo en 2 000, apoyado por subvenciones de la Comisión Europea: Orphanet ha crecido gradualmente hasta constituir un Consorcio de 41 países, dentro de Europa y en todo el mundo.

Durante los últimos 20 años, Orphanet se ha convertido en la fuente de información de referencia sobre Enfermedades Raras. Como tal, Orphanet se ha comprometido a afrontar los nuevos desafíos que surgen de un panorama político, científico e informático en rápida evolución. En particular, es crucial para facilitar el acceso a todas las audiencias a información de calidad entre la plétora de información disponible en línea, ofrecer los medios para identificar a los pacientes con Enfermedades Raras y contribuir a generar conocimiento mediante la producción de datos científicos masivos, computables y reutilizables. Orphanet trabaja para alcanzar tres objetivos principales:

1. Mejorar la visibilidad de las Enfermedades Raras en los campos de la salud y la investigación (código ORPHA): proporcionando un lenguaje común para entenderse mutuamente en el ámbito de las Enfermedades Raras.

2. En una comunidad global, necesitamos entendernos unos a otros, aunque no podamos hablar el mismo idioma. Una nomenclatura estable, con referencias cruzadas a otras terminologías internacionales es por lo tanto esencial. Con el fin de mejorar la visibilidad de las Enfermedades Raras en los sistemas de información, Orphanet ha desarrollado, y mantiene, una nomenclatura única y multilingüe de ER, alrededor del cual está estructurada el resto de nuestra base de datos relacional. Cada enfermedad tiene asignado un único código ORPHA: la integración de esta nomenclatura en los sistemas de información sanitarios y de investigación es esencial para asegurar la visibilidad de las Enfermedades Raras. Esta nomenclatura está alineada con otras terminologías: OMIM, CIE, SNOMED-CT, MedDRA, UMLS, MeSH, GARD. Este cruce de referencias es un paso clave hacia la interoperabilidad de las bases de datos.

3. Proporcionar información de alta calidad sobre enfermedades raras y conocimientos especializados, garantizando un acceso equitativo al conocimiento a todas las partes interesadas: orientando a los usuarios y agentes en este campo en relación a la masiva información disponible en línea.

Los pacientes con Enfermedades Raras están dispersos por todo el mundo, así como los expertos en ER. Orphanet ofrece visibilidad a los expertos y a los pacientes dando acceso a un directorio de servicios expertos en 41 países clasificados por enfermedad, tales como centros expertos, laboratorios y test diagnósticos, asociaciones de pacientes, proyectos de investigación y ensayos clínicos. Estos datos promueven el trabajo en red, abordan el aislamiento y ayudan a fomentar las derivaciones apropiadas. Orphanet se basa en la experiencia de profesionales de todo el mundo para proporcionar datos científicos sobre Enfermedades Raras (relación gen-enfermedad, epidemiología, rasgos fenotípicos, consecuencias funcionales de la enfermedad, etc.). Además, Orphanet produce una enciclopedia de Enfermedades Raras, traducida progresivamente a las siete lenguas de la base de datos (inglés, francés, español, italiano, alemán, neerlandés, portugués) con textos también disponibles en la actualidad en polaco, griego, eslovaco, finlandés y ruso, de acceso gratuito en línea. Orphanet integra y proporciona acceso a información de calidad producida en todo el mundo, como guías de práctica clínica e información dirigida al público en general.

Contribuir a la generación de conocimiento sobre Enfermedades Raras: juntando las piezas del rompecabezas para la mejor comprensión de las ER.

Con el fin de desarrollar y organizar los datos científicos en la base de datos Orphanet. Orphanet trabaja con expertos de todo el mundo, desde profesionales de la salud e investigadores, a representantes de pacientes y profesionales del sector sociosanitario. La abundancia de datos en Orphanet y el modo en que estos datos están estructurados permite generar conocimiento adicional, relacionando datos que a veces pueden parecer piezas de un rompecabezas irresoluble. La integración de estos datos proporciona un valor añadido y los hace interpretables.

Orphanet ofrece estándares para la identificación de Enfermedades Raras, principalmente a través de la nomenclatura Orphanet, una referencia esencial para la interoperabilidad. Orphanet ofrece datos integrados, reutilizables, fundamentales para la investigación en la plataforma www.orphadata.org y un vocabulario estructurado para las Enfermedades Raras, la Ontología Orphanet de Enfermedades Raras (ORDO). Estos recursos contribuyen a la mejora de la interoperabilidad de los datos sobre ER en todo el mundo en el ámbito de la salud y la investigación. Están integrados en diversos proyectos bioinformáticos e infraestructuras de todo el mundo con el fin de mejorar el diagnóstico y el tratamiento. Orphanet se ha comprometido a trabajar en red con socios de todo el mundo para ayudar a unir todas las piezas de este rompecabezas.

El papel integrador desempeñado por Orphanet en las esferas de la investigación y la atención ha llevado a su identificación como recurso reconocido por el IRDiRC, y su integración en el nodo francés de ELIXIR, el Consorcio de Infraestructuras de Investigación Europeas que une a las principales organizaciones europeas en ciencias de la vida. Orphadata, la plataforma de descarga de datos de Orphanet y de la Ontología de Enfermedades Raras de Orphanet, son repositorios de datos de ELIXIR (ELIXIR Core Data Resources). La calificación de "ELIXIR Core Data Resources" es un distintivo de la más alta calidad en la prestación de servicios de infraestructura y desempeña un papel fundamental en la conservación a largo plazo de los datos de ciencias de la vida.

Orphanet y la nomenclatura ORPHA también se citan como recursos clave en textos legislativos europeos sobre Enfermedades Raras y como medidas clave en muchos planes-estrategias nacionales para estas.

Orphanet ofrece una colección de servicios de libre acceso:

- Un inventario de enfermedades raras relacionado con recursos como OMIM, CIE-10, MeSH, MedDRA, GARD y UMLS y una clasificación de enfermedades elaborada usando clasificaciones de expertos ya existentes y publicadas. Las enfermedades también se anotan con las características fenotípicas y su frecuencia usando HPO.
- Una enciclopedia de enfermedades raras en inglés, traducida de forma progresiva a las otras lenguas del sitio web.
- Un listado de medicamentos huérfanos en todas las etapas de desarrollo.
- Un directorio de recursos especializados que ofrece información sobre: centros expertos, laboratorios clínicos, proyectos de investigación en curso, ensayos clínicos, registros, redes, plataformas tecnológicas y asociaciones de pacientes; en el ámbito de las Enfermedades Raras y en cada uno de los países del consorcio Orphanet.
- Una enciclopedia de recomendaciones y guías para la atención médica de emergencia y la anestesia, así como guías para la práctica clínica.
- Un boletín de noticias bimensual, OrphaNews, que ofrece una visión general sobre la actualidad científica

y política en el ámbito de las Enfermedades Raras y los medicamentos huérfanos, en inglés, francés e italiano.

- Una colección de informes temáticos, la Serie de Informes Orphanet, que tratan temas relevantes y que pueden descargarse directamente desde la web.
- Una plataforma, Orphadata, que ofrece un conjunto de datos de elevada calidad relacionados con Enfermedades Raras y medicamentos huérfanos, en un formato reutilizable y computable.

La ontología Orphanet de Enfermedades Raras (ORDO), un vocabulario estructurado para las Enfermedades Raras que se deriva de la base de datos Orphanet, capturando relaciones entre enfermedades, genes y otras características relevantes. ORDO ofrece datos integrados y reutilizables para el análisis computacional. Orphanet y ORDO son recursos reconocidos por el IRDiRC.

☑ https://www.orpha.net/consor4.01/www/cgi-bin/?lng=ES

Procedimiento de derivación de pacientes para ser atendidos en un Centro, Servicio o Unidad de Referencia (CSUR) del SNS

Adaptación a la nueva versión de la aplicación SIFCO, que entró en funcionamiento en el 2016, del documento acordado por el Consejo Interterritorial del Sistema Nacional de Salud el 26 de noviembre de 2008, previo acuerdo del Comité de Designación el 6 de noviembre de 2008.

De acuerdo con lo regulado en el Real Decreto 1302/2006, de 10 de noviembre, por el que se establecen las bases del procedimiento para la designación y acreditación de los centros, servicios y unidades de referencia del Sistema Nacional de Salud, el Comité de Designación de centros, servicios y unidades de referencia, tiene entre sus funciones la de proponer el procedimiento de derivación de los usuarios a los CSUR. Las gestiones a realizar por las Comunidades Autónomas para la atención de los pacientes en CSUR ubicados en otra Comunidad Autónoma se efectuarán siempre a través del Sistema de Información del Fondo de Cohesión (SIFCO). No obstante, con el fin de facilitar la atención de los pacientes que requieran ser atendidos en un CSUR, es necesario concretar diferentes aspectos relacionados con la derivación de los pacientes. Por todo ello, el Comité de Designación de Centros, Servicios y Unidades de Referencia del Sistema Nacional de Salud acuerda el siguiente procedimiento de derivación:

Asistencia en CSUR del Sistema Nacional de Salud

- Aquellos pacientes que hubieran de ser derivados para ser atendidos por una de las patologías o a los que hubiera que realizarles alguno de los procedimientos acordados por el Consejo Interterritorial del Sistema Nacional de Salud (CISNS), que figuran como anexo III del Real Decreto 1207/2006, de 20 de octubre, por el que se regula la gestión del Fondo de cohesión sanitaria, serán remitidos, por la comunidad autónoma correspondiente a un CSUR del SNS.
- La atención se realizará en los centros acordados por el CISNS como de referencia del SNS y designados a tal efecto por el Ministerio de Sanidad, Servicios Sociales e Igualdad.
- El CSUR, una vez designado, se compromete a atender a todos los pacientes de otras CCAA cuando estas soliciten la asistencia a través del SIFCO y solo en casos excepcionales debidamente justificados podrá rechazar una solicitud.
- La atención en los CSUR a los pacientes derivados de otras comunidades se hará en las mismas condiciones

y con idénticas garantías que a los ciudadanos residentes en la comunidad donde se ubique el CSUR (Artículo 2.4 del Real Decreto 1302/2006).

- Para la atención en un CSUR el paciente deberá ser remitido por la comunidad autónoma en la que está siendo atendido el paciente. Todos los trámites del proceso de derivación de un paciente a un CSUR se realizarán a través del SIFCO.

- En los casos de urgencia, por ejemplo, caso de quemados o trasplante, se coordinará el traslado al CSUR por una vía rápida (teléfono, correo electrónico…) y en el plazo máximo de una semana desde que ocurrió la urgencia se hará efectiva la derivación a través del SIFCO.

- El CSUR, en caso de que se produzca alguna modificación de los criterios en función de los cuales se le designó de referencia, deberá comunicarlo a la mayor brevedad al comité de designación de CSUR a través de la comunidad autónoma correspondiente.

- Cuando por circunstancias excepcionales el CSUR no pueda atender a los pacientes (por ejemplo, por problemas graves en las instalaciones, incendio…), se deberá poner inmediatamente en conocimiento de los centros que le solicitaron la asistencia y comunicarlo al comité de designación de CSUR a través de la comunidad autónoma correspondiente, señalando el tiempo previsible en que durará la incidencia.

- Como se recoge entre los criterios de designación de CSUR acordados por el CISNS para todas las patologías o procedimientos, todos los CSUR deberán contar con un registro de los pacientes que atienden como centro de referencia. Este registro deberá incluir para cada patología o procedimiento los ítems fijados en los criterios de designación correspondientes.

Derivación de pacientes para la atención en un CSUR

Comprende las siguientes etapas:

1. Solicitud de Asistencia a un CSUR:
   La solicitud se dirigirá solamente a un CSUR y no a varios centros a la vez. En el caso de que por circunstancias excepcionales debidamente justificadas no fuera admitida la solicitud por el centro solicitado, este lo comunicará a la comunidad que remite el paciente y esta reiniciará el proceso de solicitud a un segundo centro. La solicitud de asistencia a través del SIFCO comprenderá la cumplimentación de los datos correspondientes a: (ver ficha 1).

2. Aceptación de la solicitud por la comunidad autónoma/CSUR solicitado:
   Con el fin de demorar al mínimo la atención a los pacientes y garantizar la continuidad de la asistencia, el CSUR deberá realizar la aceptación y citación del paciente en el plazo máximo de 15 días desde que recibió la solicitud de asistencia. Para ello, el centro solicitado deberá cumplimentar a través del SIFCO la siguiente información: (ver ficha 2).

Datos del paciente: Ficha 1

> » Datos de identificación y residencia del paciente.

Datos de identificación del centro sanitario solicitante:

> » Datos del centro sanitario.
>
> » Datos del servicio o unidad clínica que solicita la asistencia.
>
> » Datos identificativos del facultativo responsable de la atención al paciente.
>
> Todo esto, con el fin de facilitar la comunicación directa entre los facultativos responsables del paciente del centro solicitante y del CSUR.

Datos del CSUR al que se le solicita la asistencia:

> » Datos identificativos del CSUR. Solo se puede solicitar la asistencia a aquellos centros, servicios o unidades que haya sido acordada su designación como de referencia por el CISNS.

Informe clínico del paciente que deberá incluir inexcusablemente:

> » Breve resumen de la historia clínica del paciente relacionada con el motivo de la derivación, recogiendo la razón clínica por la que se solicita la derivación del paciente.
>
> » Procedimientos diagnósticos y terapéuticos realizados (CIE10ES) relacionados con el motivo de la derivación.
>
> » Otros datos que se considere oportuno reseñar.

Asistencia solicitada:

> » Patología o procedimiento para el que se solicita la asistencia al CSUR que deberá estar entre los acordados por el CISNS e incluido en el anexo III del Real Decreto 1207/2006, de 20 de octubre, por el que se regula la gestión del Fondo de cohesión sanitaria.
>
> » Diagnóstico principal (CIE10ES) por el que se deriva al paciente.
>
> » Indicar si la atención que se solicita es una revisión.
>
> » Indicar si la atención que se solicita corresponde a un procedimiento ambulatorio.

Citación del paciente: Ficha 2

Una vez recibida la propuesta de asistencia, el CSUR deberá aceptar la misma y realizar la citación del paciente. En el caso de que, por causas excepcionales, no se aceptara la asistencia se deberán justificar expresamente los motivos de la denegación.

La citación comprenderá los siguientes datos:

> » Datos identificativos del centro sanitario.
> » Servicio o unidad clínicaque atenderá al paciente.
> » Lugar, fecha y hora de la citación.
> » Preparación del paciente. Es muy importante que se recojan claramente las condiciones de cómo debe ir preparado el paciente, así como que se indiquen las pruebas que se debe realizar previamente a acudir al CSUR y otros documentos clínicos que deba aportar.

3. Atención del paciente en el CSUR. El centro que ha solicitado la asistencia, una vez obtenida la aceptación del CSUR solicitado, facilitará al usuario un ejemplar de la citación que proporciona el SIFCO.

El paciente acudirá al CSUR acompañado de los siguientes documentos:

> » Citación del CSUR correspondiente.
> » Tarjeta sanitaria.
> » Documento nacional de identidad o pasaporte.
> » Resultados de las pruebas que se ha realizado previamente a acudir al CSUR, de acuerdo con lo que se le indicó en la citación a través de SIFCO.
> » Otros documentos que se le hayan solicitado a través de la citación.

4. Asistencia realizada: el centro que realiza la asistencia deberá incorporar al SIFCO, al ser dado de alta el paciente, los datos relativos a la asistencia realizada y en concreto, se indicará:

> Datos del paciente:
>
> » Datos de identificación y residencia del paciente.
>
> Datos del CSUR donde se ha atendido al paciente:
>
> » Centro sanitario.
>
> » Servicio y unidad clínica.
>
> » Datos de identificación del facultativo responsable de la atención.
>
> Tipo de asistencia realizada:
>
> » La patología atendida o el procedimiento realizado de entre las recogidas en el anexo III del Decreto 1207/2006.
>
> » El diagnóstico principal y diagnósticos secundarios (CIE10ES codificado al máximo nivel de desagregación) realizados al paciente, indicando si el procedimiento se ha realizado en el centro o en otro centro.
>
> » Indicar si la atención realizada corresponde a un procedimiento ambulatorio.
>
> Informe clínico al alta: Incluirá un breve resumen de la asistencia realizada al paciente, de los resultados de las pruebas diagnósticas y terapéuticas realizadas y del tratamiento y las recomendaciones que debe seguir en su comunidad autónoma de origen.

Asimismo, recogerá en el registro de pacientes, la información correspondiente que se incluye en las fichas de criterios aprobadas por el CISNS para cada una de las patologías o procedimientos.

[⧉] https://www.mscbs.gob.es/profesionales/CentrosDe Referencia/docs/procedimientoDerivacionPacientes.pdf

Medicamentos huérfanos

Los medicamentos huérfanos son aquellos que sirven para prevenir, diagnosticar o tratar Enfermedades Raras.

Son medicamentos no desarrollados ampliamente por la industria farmacéutica por razones financieras, ya que van destinados a un grupo reducido de pacientes y que sin embargo responden a necesidades de Salud Pública.

Es un problema el que estos medicamentos no resultan atractivos a los patrocinadores, quienes se muestran reacios a desarrollarlos bajo las condiciones de mercado habituales, ya que el pequeño tamaño del mercado al que van dirigidos no permitiría recuperar el capital invertido en la investigación y en el desarrollo del producto.

El proceso que va desde el descubrimiento de una nueva molécula a su comercialización es largo (10 años de media), caro (varias decenas de millones de euros) y muy poco seguro (de 10 moléculas ensayadas, solo una suele tener un efecto terapéutico). Desarrollar un medicamento dirigido a tratar una enfermedad rara no permite, en general, recuperar el capital invertido para su investigación.

No tienen en general una efectividad alta, y no sirven para la curación, se aplican para controlar sintomatología y/o retrasar su aparición y mejorar el pronóstico.

Medicamento huérfano según la Unión Europea es:

- Aquel producto destinado a una indicación cuya prevalencia no exceda los 5 casos por cada 10 000 habitantes en la Unión Europea (UE).
- Siendo además una enfermedad que pone en riesgo la vida, es muy debilitante o es una condición grave y crónica.
- Enfermedad para la cual no haya en la UE ningún método satisfactorio de diagnóstico, prevención o tratamiento autorizado. Si existe algún método, entonces el medicamento tiene que demostrar que proporciona un beneficio significativo comparado con el producto ya autorizado.

Tiene que solicitarse el ser considerado medicamento huérfano, para así poder beneficiarse de una serie de incentivos sin los cuales la Industria no podría recuperar parte de la inversión necesaria para el desarrollo de dicho fármaco.

Una vez conseguida dicha designación se tiene que desarrollar ensayos clínicos para establecer entre otras cosas la eficacia y seguridad del fármaco.

Por tanto, vemos una inversión muy alta desde que se descubre la molécula y todo el proceso de ensayo hasta su comercialización.

El reglamento europeo sobre medicamentos huérfanos

El 16 de Diciembre de 1999, el Parlamento y el Consejo Europeo adoptaron el Reglamento (CE) Nº 141/2000 sobre medicamentos huérfanos. Además, la Comisión Europea adoptó el Reglamento (CE) Nº 847/2000 el 27 de Abril del 2000, estableciendo las disposiciones para la aplicación de criterios para la designación huérfana y definiendo los conceptos de producto medicinal similar y superioridad clínica.

Según el Reglamento Europeo nº 141/2000, solo se pueden designar como medicamentos huérfanos aquellos destinados a uso en humanos. Por lo tanto, no es aplicable a medicamentos veterinarios, aparatos médicos, suplementos nutricionales y productos dietéticos.

Los medicamentos designados como huérfanos están registrados en el registro comunitario de medicamentos huérfanos. España solo financia 4 de cada 10 medicamentos huérfanos aprobados en Europa.

La investigación en enfermedades raras es una necesidad urgente ya que todavía hay muchos pacientes que carecen de tratamiento específico para su enfermedad. Aunque son bastantes las compañías farmacéuticas que han apostado por invertir y desarrollar fármacos destinados al tratamiento de las enfermedades minoritarias, el acceso de los pacientes españoles a los medicamentos huérfanos se ve frenado por importantes barreras.

AELMHU (Asociación Española de Laboratorios de Medicamentos Huérfanos y Ultrahuérfanos): constituida el 11 de enero 2011, es una asociación sin ánimo de lucro. Agrupa industrias farmacéuticas y biotecnológicas con el compromiso de descubrir, investigar, desarrollar y comercializar terapias innovadoras capaces de mejorar la situación de los pacientes que padecen enfermedades raras y ultra raras.

Según los datos del informe de acceso AELMHU 2020, una de las barreras más importantes es, sin duda, el periodo de tiempo en espera hasta la financiación, que con el transcurso de los años es cada vez más largo.

Actualmente existen en nuestro país 46 medicamentos huérfanos financiados y 53 pendientes de financiación.

Acceso a los medicamentos huérfanos antes de su aprobación

El acceso precoz a un tratamiento constituye un mecanismo que permite administrar un medicamento a un paciente antes de que este esté comercialmente disponible en su país. Este es un mecanismo complejo, frecuentemente utilizado con medicamentos destinados a Enfermedades Raras. El acceso precoz sería distinto a un ensayo clínico, ya que aquí el propósito sería el tratamiento del paciente.

LOS MEDICAMENTOS HUÉRFANOS EN ESPAÑA
INFORME 2020

Situación de acceso de todos los medicamentos huérfanos (MM.HH.) con nombre comercial, que tienen vigente la denominación huérfana, a fecha de 31 de diciembre de 2020.

MM.HH. en la Unión Europea en 2020

- ▶ 165 productos con nombre comercial y designación huérfana positiva.
- ▶ 22 nuevas designaciones huérfanas, lo que supone un 73 % más que en 2019.
- ▶ 116 MM.HH. con autorización de comercialización.
- ▶ 18 nuevas autorizaciones, un 13 % más que en 2019.

De los 116 MM.HH. que actualmente cuentan con autorización de comercialización en la UE:

- ▶ 99 han recibido Código Nacional en España (85 %).
- ▶ 51 están comercializados (44 %).
- ▶ 46 están financiados por el SNS (40 %).

Entre 2019 y 2020

- ▶ Cae un 6 % las solicitudes de CN.
- ▶ Disminuye un 7 % las autorizaciones de comercialización nacionales.
- ▶ Baja un 4 % el número de nuevos MM.HH. financiados por SNS.

En 2020 se financiaron en España 5 nuevos MM.HH.:

- ▶ Un 45 % menos que en 2019.
- ▶ 6 de cada 10 MM.HH. autorizados en Europa **no logran financiación pública** en España.

TIEMPO MEDIO entre el Código Nacional y financiación por al SNS

Año	2018	2019	2020
Meses promedio	12,1	13,9	33,1

3 de los 5 MM.HH. financiados en 2020 tardaron más de 4 años en obtener precio y reembolso.

Año 2020: 53 MM.HH. esperando financiación.

Fuente: **AELMHU** (Asociación Española de Laboratorios de Medicamentos Huérfanos y Ultrahuérfanos).

El acceso precoz está permitido en toda la UE a través de procedimientos nacionales que derivan de directivas comunitarias. Su uso se destina a enfermedades crónicas o gravemente debilitantes o aquellas que pongan en peligro la vida del paciente. El acceso precoz a los medicamentos son situaciones excepcionales, temporales y hasta que se garantice una autorización en el país.

Hay tres grandes factores que están influyendo en los requerimientos, cada vez mayores, de acceso precoz a medicamentos no comercializados. Por un lado, los pacientes y sus asociaciones disponen de más información sobre los medicamentos y las investigaciones que se están llevando a cabo sobre sus patologías. Por otro lado, la comunidad médica cada vez es más conocedora de los resultados de los estudios con nuevos medicamentos a través de las relaciones entre profesionales de diferentes países. Además, las empresas farmacéuticas permiten esta vía de acceso a nuevos medicamentos ante los desafíos y dificultades para comercializar sus nuevas moléculas.

Con respecto a la normativa española, en la Ley 29/2006, de garantías y uso racional del medicamento se recoge que: se posibilita la prescripción y aplicación de medicamentos no autorizados a pacientes no incluidos en un ensayo clínico con el fin de atender a necesidades especiales de tratamientos de situaciones clínicas de pacientes concretos; este acceso a medicamentos en investigación se conoce como uso compasivo.

Por otro lado, en el Real Decreto 1015/2009, se establecen los requisitos para el uso compasivo, en condiciones excepcionales, de medicamentos en fase de investigación clínica en pacientes que no formen parte de un ensayo clínico, las condiciones para la prescripción de medicamentos autorizados cuando se utilicen en condiciones distintas a las autorizadas, que en todo caso tendrá carácter excepcional y el acceso de medicamentos no autorizados en España siempre que estén legalmente comercializados en otros Estados.

En este Real Decreto, se define:

- Uso compasivo de medicamentos en investigación como la utilización de un medicamento antes de su autorización en España en pacientes que padecen una enfermedad crónica o gravemente debilitante o que se considera pone en peligro su vida y que no pueden ser tratados satisfactoriamente con un medicamento autorizado. El medicamento de que se trate deberá estar sujeto a una solicitud de autorización de comercialización, o bien deberá estar siendo sometido a ensayos clínicos. Además, se establece que el acceso a estos medicamentos se podrá realizar como autorización de acceso individualizado (paciente a paciente) o bien autorizaciones temporales de utilización (grupo de pacientes).
- Uso de medicamentos en condiciones diferentes de las autorizadas: el uso de medicamentos en condiciones distintas de las incluidas en la ficha técnica autorizada.

- Acceso a medicamentos no autorizados en España: utilización de medicamentos autorizados en otros países, pero no autorizados en España, cuando no cumplan con la definición de uso compasivo de medicamentos en investigación.

Ante la petición de un medicamento todavía no comercializado en España, el primer paso es el envío a la Agencia Española de Medicamentos y Productos Sanitarios, la solicitud previo visto bueno de la Dirección del Centro, con la siguiente documentación:

- Prescripción facultativa del médico.
- Informe clínico del médico justificando la necesidad del tratamiento con documentación de soporte e indicación de duración del tratamiento.
- Conformidad del promotor de los ensayos clínicos o del solicitante de la autorización de comercialización en los casos que así lo requieran.
- Número de envases requeridos.

El consentimiento informado del paciente o de su representante es imprescindible antes de la administración en los medicamentos no autorizados en España y en los usos compasivos. Las obligaciones del médico responsable para el acceso a estos medicamentos son:

- Elaborar el informe clínico justificativo de la necesidad del tratamiento incluyendo posología y duración prevista.

- Informar al paciente de la naturaleza del tratamiento, importancia, implicaciones y riesgos y obtener su consentimiento informado.
- Notificar de forma inmediata las sospechas de reacciones adversas graves.
- Cumplimentar los formularios de datos de seguimiento.
- Proporcionar a la agencia información sobre resultados del tratamiento.

Investigación en Enfermedades Raras

En los últimos años y debido a múltiples factores las Enfermedades Raras han ido adquiriendo un lugar prioritario en los programas de salud y en la opinión pública. La celebración de El Día Mundial de las Enfermedades Raras, que se celebra el último día del mes de febrero desde el año 2008, el número de actos oficiales y solidarios en favor de estas, la aparición de asociaciones de pacientes, grupos de investigación, el interés de la industria farmacéutica, entre otros han multiplicado el número de eventos científicos y solidarios a favor de las Enfermedades Raras dándoles así mayor visibilidad.

La investigación aún hoy se enfrenta a una serie de obstáculos que es imprescindible solventar. Entre ellos, destacaba Juan Carrión, presidente de FEDER y su fundación, en el prólogo de Ética en la investigación de las Enfermedades Raras (2016):

- Falta de formación especializada.
- Carencia de trabajo en red.
- Poco atractivo comercial.
- Falta de centros especializados y su dificultad de localización.
- Escasez de recursos.

Entre otras dificultades de la investigación, ligadas a las anteriores, se encuentran:

- El hecho de que la inversión media para desarrollar un medicamento huérfano es de 1500 millones de euros.
- Se tarda unos 12 o 13 años desde la síntesis de un fármaco potencial hasta su comercialización.
- Solamente 1 de cada 100 000 moléculas investigadas llega al mercado.

Por la rareza en sí de estas enfermedades la investigación debe conseguir mejorar:

- La prevención.
- El diagnóstico.
- La detección.
- El tratamiento.

Actualmente se está trabajando desde el punto de vista de la investigación:

- Biomédica.
- Genética.
- Molecular.
- Ensayos clínicos.
- Epidemiología.

El Proyecto Europeo para el Desarrollo de Planes Nacionales de Enfermedades Raras (EUROPLAN) afirma que es importante definir las prioridades de investigación orientadas a mejorar el conocimiento de la etiología, los mecanismos, el tratamiento y la prevención de la Enfermedades Raras. Destaca que la investigación es una de las principales tareas que demandan pacientes y familias con enfermedades poco frecuentes. Además, añade, la investigación, social y sanitaria, debe estar estrechamente vinculada a una mejora en la prestación de los servicios de salud. Considera a la investigación sanitaria como el mejor método para abordar las deficiencias de conocimientos y las deficiencias en el sistema de atención sanitaria.

La complejidad para identificar estas enfermedades y su poca prevalencia dificultan el diagnóstico, pudiendo tardarse varios años en diagnosticar la enfermedad y buscar su tratamiento adecuado, que, en muchas ocasiones, o no existe o la alternativa terapéutica es paliativa más que curativa. Sin embargo, la investigación, de la mano de los avances tecnológicos y desarrollo de nuevas técnicas ya está ofreciendo respuestas para algunas de ellas.

A continuación, os detallamos una serie de recursos relacionados con la investigación, sus líneas principales y un enlace a sus webs donde podréis ver esta información ampliada.

CIBERER

El Centro de Investigación Biomédica en Red de Enfermedades Raras (CIBERER) tiene como objetivo fundamental la investigación para encontrar respuestas y soluciones que permitan mejorar la calidad de vida de los afectados por estas patologías.

El CIBERER es una estructura cooperativa en red, con 62 grupos de investigación ubicados en los principales centros de investigación de toda España. Estos grupos se estructuran en siete programas científicos, en función de sus líneas comunes de trabajo, lo que nos permite sumar esfuerzos, optimizar recursos y aprovechar al máximo el conocimiento generado.

La actividad de investigación llevada a cabo mediante la colaboración de grupos de investigación básicos y clínicos tiene como objetivo buscar las causas y los mecanismos biológicos alterados que generan las Enfermedades Raras. El objetivo es mejorar el conocimiento sobre la epidemiología, las causas, y los mecanismos de producción de las enfermedades raras. Esta investigación es la base para proveer de nuevas herramientas para el diagnóstico y la terapia de las Enfermedades Raras, favoreciendo la investigación traslacional o traslativa entre el medio científico del laboratorio y el medio clínico de los centros sanitarios.

El CIBERER no es tan solo el punto de encuentro de investigadores, sino una vía de divulgación a la comunidad científica y la sociedad en general en el ámbito de las Enfermedades Raras.

CIBERER debe estar alineado con el Plan Estatal de Investigación Científica, Técnica y de Innovación 2013-2016, y en un nivel superior con el nuevo programa comunitario Horizonte 2020, y que en relación a las Enfermedades Raras sigue los objetivos marcados por el Internacional Rare Diseases Research Consortium (IRDiRC). El IRDiRC es una iniciativa promovida por el Consejo de Europa y por Estados Unidos, para conseguir de aquí a 2020, 200 nuevas estrategias terapéuticas, innovaciones diagnósticas y una base de datos global en base a los registros estatales. Para lograr este desafío, el CIBERER trabaja en estrecha colaboración a nivel nacional e internacional con todos los agentes implicados en el campo de las ER para:

- Establecer y proveer acceso a datos, información armonizada y relevante en ER.
- Llevar a cabo la caracterización molecular y clínica de las ER.
- Fomentar la investigación traslacional, preclínica y clínica en ER.
- Racionalizar las normativas y procedimientos éticos en ER.

___

 https://www.ciberer.es/

Instituto de Investigación de Enfermedades Raras (ISCIII)

El Instituto de Investigación de Enfermedades Raras (IIER), forma parte de la estructura del Instituto de Salud Carlos III (ISCIII), dependiendo de la Subdirección General de Servicios Aplicados, Formación e Investigación. Colabora con el Ministerio de Sanidad, Consumo y Bienestar Social (MSCBS) en el desarrollo del Registro Estatal de Enfermedades Raras y en la Estrategia Nacional para estas enfermedades.

El IIER colabora a nivel internacional con el Consorcio Internacional de Investigación en Enfermedades Raras (IRDiRC), la Red Internacional de Enfermedades Raras no diagnosticadas (UDNI), coordina la Red Europea de Biobancos de Enfermedades Raras (EuroBioBank) y participa en el Programa Conjunto Europeo sobre Enfermedades Raras (EJPRD). Los objetivos principales del IIER incluyen el conocimiento sobre la epidemiología y los mecanismos subyacentes al origen y progresión de las Enfermedades Raras, las malformaciones congénitas, el Síndrome del Aceite Tóxico y los Trastornos del Espectro del Autismo, así como el desarrollo de una investigación básica y traslacional encaminada a la búsqueda de sus causas y nuevas estrategias terapéuticas.

El IIER desarrolla varios programas traslacionales a través de sus unidades de investigación y servicios, tales como el Registro de Pacientes de Enfermedades Raras, el Biobanco Nacional de Enfermedades Raras (BioNER), que pertenece a la Red de Bioancos ISCIII, el Programa de casos sin Diagnóstico (SpainUDP), la unidad de terapias avanzadas y la vigilancia de malformaciones congénitas.

La historia del IIER ha seguido una trayectoria marcada por la evolución de las políticas y estrategias en el marco de la Comisión Europea.

☑ https://www.isciii.es/QuienesSomos/CentrosPropios/IIER/Paginas/default.aspx

◼ **Boletín de Investigación Fundación FEDER y FEDER**

La Fundación FEDER y FEDER publican en su web un boletín de investigación. Se trata de una publicación orientada al colectivo de personas con Enfermedades Raras y destinada a su formación a través de las noticias, artículos de interés, conceptos, y demás aspectos relacionados. En estos boletines hay cabida para investigaciones tanto en el ámbito nacional como internacional. Bajo el lema "hay una gran diferencia entre conocer el camino y andar el camino" FEDER y su fundación creen y apuestan por difundir de los avances científicos en materia de Enfermedades Raras.

🔗 https://enfermedades-raras.org/index.php/actualidad/boletín-de-investigación

La innovación en el campo de las enfermedades raras pasa por nuevas alternativas al tratamiento convencional. Aquí hablaremos solo de algunas de ellas.

◼ **Terapia génica**

Algunas veces un gen es defectuoso o parcialmente incompleto desde el nacimiento, o puede cambiar o mutar durante la vida adulta. Cualquiera de estas variaciones puede interrumpir la manera en que se elaboran las proteínas, lo cual puede conllevar a problemas de salud o enfermedades. Mediante la terapia génica, los científicos pueden hacer una de varias cosas dependiendo del problema existente. Pueden substituir un gen que esté ocasionando un trastorno de salud por uno sano; agregar genes que le ayuden al cuerpo a combatir o a tratar la enfermedad, o desactivar los genes que están ocasionando problemas. Para insertar genes nuevos directamente dentro de las células, los científicos utilizan un medio conocido como un vector que ha sido diseñado genéticamente para administrar el gen.

Los virus, por ejemplo, poseen la capacidad inherente para suministrarle material genético a las células y, por lo tanto, pueden ser utilizados como vectores. Sin embargo, antes de que un virus pueda utilizarse para trasmitir genes terapéuticos a las células humanas este es modificado para remover su capacidad para ocasionar una enfermedad infecciosa.

La terapia genética se puede emplear para modificar las células al interior o por fuera del cuerpo. Cuando se hace al interior del cuerpo, un doctor inyectará el vector que porta el gen directamente a la parte del cuerpo que tiene las células defectuosas.

En la terapia genética que se utiliza para modificar las células fuera del cuerpo, se puede tomar sangre, médula ósea u otro tejido de un paciente, y se pueden separar tipos específicos de células en el laboratorio. El vector que contiene el gen deseado se introduce a estas células. Las células se dejan para que se multipliquen en el laboratorio y luego le son inyectadas nuevamente al paciente para que continúen multiplicándose y, con el tiempo, generar el efecto deseado.

■ RNAi

El descubrimiento del ARN de interferencia (ARNi), una vía biológica de control de expresión génica ha revolucionado el campo de la investigación biomédica. De las muchas aplicaciones del ARNi, quizás su explotación terapéutica sea la más prometedora. Un grupo de enfermedades donde el uso de ARNi terapéutico se está explorando activamente lo constituyen los trastornos neurodegenerativos.

■ Edición genética CRISPR/Cas9

La tecnología CRISPR/Cas9 es una herramienta molecular utilizada para editar o corregir el genoma de cualquier célula. Eso incluye, claro está, a las células humanas. Sería algo así como unas tijeras moleculares que son capaces de cortar cualquier molécula de ADN haciéndolo además de una manera muy precisa y totalmente controlada. Esa capacidad de cortar el ADN es lo que permite modificar su secuencia, eliminando o insertando nuevo ADN.

Las siglas CRISPR/Cas9 provienen de Clustered Regularly Interspaced Short Palindromic Repeats, en español Repeticiones Palindrómicas Cortas Agrupadas y Regularmente Interespaciadas. La segunda es el nombre de una serie de proteínas, principalmente unas nucleasas, que las llamaron así por CRISPR associated system (es decir: sistema asociado a CRISPR).

Recursos para pacientes

Cuando una familia se enfrenta a la enfermedad siempre es un momento complicado cuando no se sabe lo que es y cuando llegar a un diagnóstico puede llegar a costar hasta diez años como es el caso de las Enfermedades Raras o poco frecuentes.

El camino para afrontar la enfermedad siempre es duro, pero en patologías comunes o conocidas hay recursos, guías, información e incluso siempre podemos encontrar a alguien que nos ayuda porque un familiar cercano ha pasado por lo mismo.En el caso de las Enfermedades Raras no es así. Cuando a alguien le dicen que su enfermedad es poco conocida y que su caso es único o que hay muy pocos casos descritos en la literatura la desolación arrasa y queda una sensación de soledad que es difícil de aliviar.

FEDER pone a disposición de cualquier persona el Servicio de Información y Orientación en Enfermedades Raras (SIO). A través de este servicio se pretende mejorar la calidad de vida de las personas con una Enfermedad Rara y sus familias. Aquí se podrá acceder a información de calidad, y se dará apoyo y orientación a las personas que lo soliciten. Desde el servicio de información y orientación se fomenta la creación e impulso de redes de personas afectadas, familiares y profesionales.

A través de este servicio, también se canalizan las demandas y se formulan propuestas encaminadas a la mejora de la calidad de vida de las personas afectadas con una enfermedad rara.

Otro recurso que FEDER ofrece es el servicio de atención psicológica. Tiene como objetivo fomentar la normalización biopsicosocial y la inclusión de las personas con enfermedades raras y sus familias. Desde este servicio que FEDER pone a disposición de las personas que padecen estas patologías, se pretende mejorar las condiciones de autonomía personal y de salud en general. El servicio cuenta con profesionales especializados en distintos puntos de España que dan soporte a este servicio además de promover una red de apoyo para llegar a todos los rincones y que ninguna persona que lo necesite se sienta sola.

La discriminación, el trato desigual, la dificultad de acceso a diferentes ámbitos de la vida cotidiana son barreras con las que las personas con enfermedades raras y sus familias se encuentran a diario. FEDER a través de su servicio de atención a consultas jurídicas buscar respuestas para estas situaciones.

A través del Servicio de Información y Orientación FEDER apoya a las familias cuyos hijos e hijas están teniendo dificultades en el ámbito educativo a causa de su enfermedad. Ofrecen el apoyo, la mediación y las orientaciones pertinentes encaminadas a favorecer una respuesta educativa ajustada a las necesidades y potencialidades de la persona.

Cabe pensar que uno está solo en este camino porque no conoce la realidad de otras personas que estén afectadas por la misma enfermedad. El acceso a una asociación de pacientes es la puerta para abrir la perspectiva a una realidad que parecía que era exclusiva. Pero no es así. Hablar con otras personas que han pasado y pasan por lo mismo ayuda a que el camino sea mes llevadero. Encontrar la asociación de pacientes se puede hacer directamente desde FEDER o buscando en internet grupos de pacientes en redes sociales.

En enfermedades muy raras donde hay pocos pacientes a nivel mundial es difícil encontrar una asociación. Desde EURORDIS y FEDER se potencia la creación de grupos de pacientes para compartir experiencias y facilitar el día a día.

EURORDIS promueve la implementación de servicios adaptados a las necesidades de las personas con Enfermedades Raras, así como toda la información sobre la formación intensiva que proporciona a los representantes de pacientes con ER.

En su web podrás encontrar:

- Línea de ayuda en Enfermedades Raras.
- Recursos de formación.
- Servicios sociales especializados.
- Servicios de defensores del paciente.
- Red en línea de comunidades de Enfermedades Raras.
- EURORDIS y Open Academy.

■ CREER

El Ministerio de Sanidad y Política Social ha creado y regulado por Orden SAS 2007/2009 de 20 de julio, el Centro de Referencia Estatal de Atención a Personas con Enfermedades Raras y sus Familias (CREER) de Burgos, con el objetivo estratégico de conseguir una mejor atención para las personas que tienen enfermedades poco comunes. Su trabajo en programas y servicios se desarrolla buscando la excelencia, fomentando y promoviendo la calidad sobre la base de los derechos de las personas con Enfermedades Raras.

El Centro desarrolla dos cometidos fundamentales, los propios de los Servicios de Referencia y los de Atención Directa.

Los Servicios de Referencia son recursos especializados en la investigación, estudio y conocimiento de las Enfermedades Raras y en la formación de los profesionales que atienden a los enfermos y a sus familias o que trabajan en este sector, así como recursos expertos en la gestión del conocimiento, la generación y difusión de buenas prácticas y el asesoramiento técnico. Se crean con la finalidad de impulsar la mejora de la calidad de vida y la participación social de estas personas y sus familias. Los Servicios de Referencia se estructuran en:

- Área Técnica I: de Formación, Asistencia Técnica y Cooperación Institucional.
- Área Técnica II: de Información, Documentación, Investigación y Evaluación.

Los Servicios de Atención Directa tienen como finalidad poner a disposición de las personas afectadas por una Enfermedad Rara, sus familias, cuidadores o las ONG que los agrupan, al Equipo Multidisciplinar del Centro para que reciban una atención especializada, de carácter sanitario, psicológico, social y educativo. Esta atención tiene como objetivo lograr que estas personas puedan alcanzar el máximo nivel posible de desarrollo y realización personal, el mayor grado de autonomía que puedan conseguir y una participación social que mejore su calidad de vida, así como la de sus familiares y sus cuidadores.

Los Servicios de Atención Directa son:

- Servicio de Atención Multidisciplinar de Enfermedades Raras (SAMER).
- Respiro Familiar.
- Servicios de Atención a Familias y ONG.

---

https://creenfermedadesraras.imserso.es/creer_01/index.htm

Asociaciones de pacientes

Desde los inicios de la civilización el ser humano ha buscado el apoyo en sus semejantes ante el sufrimiento o las situaciones adversas. Según se ha ido evolucionando socialmente, lo que se conocía como redes de apoyo informal han ido adaptando su perfil desde la edad media donde encontramos asociaciones con un carácter más benéfico y religioso, pasando por la edad moderna donde se desarrolla el movimiento obrero con un carácter reivindicativo y de protección del trabajador hasta llegar a nuestros días donde la mayor parte de este apoyo se articula en base al tejido asociativo.

FEDER es la federación nacional de enfermedades raras en España. Fue fundada en 1999 y a día de hoy cuenta con el apoyo de más de 370 asociaciones y entidades. Representan a más de 1300 patologías y un total de 97 000 personas.

FEDER trabaja junto a ALIBER y EURORDISQUE son sus homólogos a nivel Iberoamericano y Europeo respectivamente y junto a la red internacional de enfermedades raras (RDI).

Cuando una familia recibe el diagnóstico de una enfermedad rara empieza la búsqueda de información y formación. El primer paso siempre será internet y en él se centrará en encontrar a más afectados, otros pacientes que ya estén pasando por lo mismo y les pueda hacer más fácil su camino.

Las asociaciones de pacientes son organizaciones sin ánimo de lucro constituidas por personas afectadas de una determinada enfermedad. Su misión fundamental es apoyar y mantener informados a las personas afectadas y sus familias. Negociar con las instituciones sanitarias para conseguir más recursos para la investigación y el tratamiento. También ayudan a que los afectados compartan sus experiencias y aprendan a conocer y a cuidar su enfermedad, lo que supone un apoyo psicológico muy importante. Finalmente, contribuyen a divulgar los conocimientos científicos entre la sociedad, lo que constituye el primer paso hacia la plena integración de los afectados.

Las asociaciones de pacientes u organizaciones de pacientes son agrupaciones de personas que tienen en común el hecho de padecer una enfermedad en concreto.

Entre las actividades principales que desarrollan las asociaciones de pacientes podemos destacar:

- **Información a los pacientes:** las asociaciones de pacientes cuentan con la experiencia de personas que ya han pasado por la enfermedad y personas que aún siguen enfrentándose a ella. Esto proporciona una experiencia que se convierte en información imprescindible para las personas que son diagnosticadas y junto con otra información contrastada y acreditada por profesionales sanitarios hacen que las personas que se acercan a las asociaciones de pacientes se sientan acompañadas. La información no solamente está orientada y disponible para las personas afectadas, sino también para familiares y el resto de la población y la comunidad científica.

- **Participación en la toma de decisiones clínicas:** el rol de paciente ha cambiado mucho en los últimos tiempos y ha pasado de ser un rol pasivo y meramente receptor de indicaciones a un rol totalmente activo e involucrado en la toma de decisiones que afectan a su manejo clínico. Los pacientes se forman e informan en las asociaciones y otros ámbitos para poder aportar en la toma de decisiones diagnósticas y terapéuticas sobre su enfermedad y estar mejor informados sobre su patología.

- **Acceso a la asistencia:** las asociaciones de pacientes desempeñan una labor esencial a la hora de mejorar la calidad y el acceso a la asistencia sanitaria. Sobre todo, en enfermedades raras y complejas donde hay varias profesionales involucrados en el manejo de estas (médicos, psicólogos, enfermeras especializadas, fisioterapeutas, asistentes sociales) y las asociaciones vehiculizan toda la información para que llegue al paciente y reciba toda la información sobre las diferentes opciones o posibles abordajes complementarios, sus ventajas y así puedan acceder más rápidamente a las mismas.

- **Defensa de derechos y políticas sanitarias:** las asociaciones de pacientes luchan por participar activamente en las decisiones políticas sanitarias para poder facilitar así equidad y el acceso de las personas afectadas a los recursos disponibles.

- **Visibilidad:** las asociaciones día a día van consiguiendo hacer más visibles enfermedades y muestra de ello es ver como cada vez se tienen más en cuenta en los congresos médicos y reuniones de especialistas. Es frecuente ver mesas de pacientes aportando sus experiencias y compartiendo su conocimiento.

Algunos ejemplos de asociaciones de pacientes de Enfermedades Raras son:

■ Asociación Española de Porfiria

Se constituyó en Septiembre de 1999 por un pequeño grupo de afectados de Porfiria como una entidad sin ánimo de lucro y ámbito nacional. Desde ella ofrecen información, apoyo, y orientación a los afectados por este grupo de enfermedades minoritarias y a las familias.

Son un punto de encuentro y una plataforma de exigencia de una mejor atención a este colectivo. Además de ser un motor para el desarrollo de iniciativas y proyectos que tengan repercusiones sanitarias, sociales, educativas y científicas.

⤷ https://www.porfiria.org/

■ Asociación Nacional de Ehlers-Danlos, Hiperlaxitud y Colagenopatías.

Con la denominación de ANSEDH, Asociación Nacional del Síndrome de Ehlers-Danlos, Hiperlaxitud y colagenopatías, se constituye en una asociación sin ánimo de lucro, de ámbito nacional y capacidad plena de obrar. Entre sus funciones están:

- Sensibilizar a la opinión pública y a las instituciones públicas y privadas sobre los problemas que esta enfermedad produce en afectados, familias y sociedad.
- Estimular y promover la investigación científica del Síndrome de Ehlers-Danlos y sus consecuencias.

- Cooperar con entidades que tengan como objetivo mejorar la calidad de vida de las personas con movilidad reducida derivada de la misma.
- Promover la agrupación de personas afectadas por estas enfermedades o interesadas personal o profesionalmente en ellas, para trabajar de forma coordinada en la búsqueda de soluciones.
- Cooperar a nivel internacional con asociaciones y afectados de hiperlaxitud y/o Síndrome de Ehlers-Danlos.
- Conseguir el diagnóstico más temprano por parte de los sanitarios.

🔗 https://ansedh.org/#

Asociación Quistes de Tarlov

Esta asociación tiene la voluntad de ofrecer información y apoyo a los pacientes con Quistes de Tarlov y a su entorno más cercano: sus familias y amigos.

De esta manera podemos dar apoyo mutuo y ayuda para mejorar la calidad de vida.

Su esfuerzo se orienta a:

- Conseguir que cada día más personas conozcan esta enfermedad y las limitaciones que suponen para las personas que la padecen.
- Promover acciones de apoyo mutuo entre pacientes y sus familias para conseguir, entre todos, una mejora física, psíquica y social.

- Reclamar más recursos sanitarios especializados para el tratamiento de los Quistes de Tarlov en España.
- Apoyar los proyectos de investigación sobre los Quistes de Tarlov.

⬈ https://quistestarlov.org/

Blogs

Un blog es un sitio web en el que se va publicando contenido cada cierto tiempo en forma de artículos ordenados por fecha de publicación, en el que el artículo más reciente aparecerá primero generalmente.

Una de las peculiaridades de los blogs está en que en estas publicaciones hay un apartado que son los comentarios. Estos comentarios suelen aparecer normalmente al final de cada publicación o *post* del blog. Los lectores dejan sus opiniones, ideas, sugerencias y pueden responder a las preguntas que hace el autor haya planteado en cualquier momento.

En los blogs hay cabida para aportar más cosas a lo que el autor ha expuesto, además se puede generar debate y resolver dudas o preocupaciones. El autor puede responder a los comentarios y participar aportando su experiencia. Esto hace que el blog se convierta en un canal de comunicación bidireccional entre el autor y los lectores. En las Enfermedades Raras un blog es una herramienta muy útil para aquellas personas que se enfrenta a una nueva situación y se encuentran solas y con poca información. Es habitual leer en los *post* situaciones a las que el autor se ha enfrentado y que ayudan a otras personas a saber cómo actuar. Además, ofrece la posibilidad de poder interaccionar y hacer preguntas o plantear situaciones sobre las que tengamos dudas.

◼ Cinco sentidos y medio

"Con mi hijo conocí las enfermedades raras". Así se presenta María, madre de un niño maravilloso diagnosticado con Síndrome de Joubert con defecto orofaciodigital, y nos presenta su blog. El objetivo, nos dice María, era encontrar a más familias en su misma situación. Con el paso del tiempo se ha convertido en mucho más.

↗ https://www.cincosentidosymedio.org/

◼ Mercado del 13

En este blog, Eva del Ruste, nos cuenta como han convivido con una enfermedad rara a través de varias generaciones en su familia y aporta valor a través de su experiencia y sus vivencias.

Un proyecto que impulsa Mercado del 13 junto al Instituto de Investigación Sanitaria de Aragón (IISA), abierto a la comunidad escolar, empresas, asociaciones e instituciones para apoyar la investigación y visibilidad de las Enfermedades Raras.

▪ Wiki ER13

La enciclopedia creativa de las Enfermedades Raras. Un espacio colaborativo digital que, por medio de la inteligencia colectiva, el arte y la creatividad, trabaja una visibilidad singular de las Enfermedades Raras.

La enciclopedia para visibilizar las Enfermedades Raras y apoyar con arte y creatividad la investigación.

Un espacio colaborativo donde desarrollar la empatía y apoyar las habilidades creativas de niños y jóvenes, para trabajar los ODS 3 y 4 (salud y educación) y, transversalmente otros fomentando el aprendizaje intergeneracional reforzando la educación en valores e inclusiva que reciben en su etapa escolar. Es un proyecto sólido y medible gracias a los datos que se recogen de las interacciones y puede ser de impacto social dada su naturaleza global. Para las asociaciones de pacientes es un recurso y una herramienta de comunicación bonita con la que pueden contar con el fin de visibilizar su causa y para afectados, familiares y otros profesionales sensibilizados con las ER, una experiencia en la red más cercana y humana.

El día 13 de febrero presentamos oficialmente en el espacio Recreo *Coworking* Zaragoza el proyecto. Una mesa hexagonal con algunas de las personas impulsoras de la iniciativa y una exposición de los hexágonos, 13 intervenidos por alumnos aragoneses y de Chile de los colegios pioneros que dan forma a la *wiki*.

↗ https://mercadodel13.com/

▨ Asociación de afectados por el Síndrome de Camurati-Engelmann

Este blog está creado por la Asociación de afectados por el Síndrome de CamuratiEngelman y está destinado a dar a conocer la enfermedad a través de la experiencia de los afectados. Su finalidad es que sea más conocida. Esta enfermedad también es conocida como Displasia diafisaria.

🔗 https://camurati.org/

Redes Sociales

Las redes sociales de pacientes se han convertido en espacios virtuales donde personas con condiciones similares se ponen en contacto y comparten inquietudes. En este caso nos centramos en personas con Enfermedades Raras y espacios donde comparten información sobre tratamientos y el desarrollo de una patología concreta. Estas redes ofrecen la oportunidad de compartir experiencias, buscar, recibir y dar información, consejos e incluso apoyo emocional.

La participación en redes sociales aporta consecuencias positivas para los pacientes. Se ve que hay un impacto claro en el empoderamiento y dan autonomía a los pacientes que participan en ellas.

Internet ha permitido algo hasta hace unos años que era impensable: vencer las barreras geográficas y permitir la creación de redes sociales mundiales y sin limitaciones.

Las redes sociales unen a miembros que tienen algún aspecto en común y los une como grupo y permite que interactúen usando tecnologías de la comunicación desde cualquier lugar en el mundo, a cualquier hora.

Facebook, Instagram, Twitter, Tiktok y muchas otras redes permiten crear cuentas personales o cuentas de asociaciones a través de las cuales compartir contenido e interactuar con otros pacientes.

Las redes sociales permiten dar visibilidad a las enfermedades raras de una forma rápida y global. Las redes son el lugar de encuentro donde se puede compartir las últimas noticias, los avances, dar información y compartir el contenido de los sitios web.

En Facebook podemos conectar, por ejemplo, con pacientes de acromegalia de México y conocer cómo son tratados los pacientes allí, participar en sus foros, aprender de su experiencia y extrapolar las experiencias que puedan aportar valor a nuestro día a día.

____

☐ https://www.facebook.com/Grupo-acromegalia-México-942811372417646/

En enfermedades metabólicas poco frecuentes, donde hay pocos pacientes, es de sumo interés conocer las redes sociales y saber lo que pueden aportar. En el caso de pacientes con fenilcetonuria las redes hacen crecer grupos de cocina, grupos donde se pueden compartir recetas para elaborar platos bajos en fenilalanina y adecuados a la dieta del paciente. Por ejemplo, podemos visitar la página de Facebook de PKU-Chile.

____

⤴ https://www.facebook.com/FenilcetonuriaChile/

En Twitter a diario aparecen nuevas cuentas dedicadas a dar visibilidad a las Enfermedades Raras, cuentas que pueden ser promovidas por asociaciones, fundaciones, laboratorios farmacéuticos, centros de investigación e incluso por pacientes o particulares interesados en hacerlas más visibles.

▩ @noinvisibles

El proyecto "Raras, pero no Invisibles" nace del deseo de realizar un documental sobre salud en el que se pusiera de manifiesto la investigación que se realiza en nuestro país. Tras una participación abierta, las enfermedades raras fue el tema elegido para el documental. Desde ese momento, se volcaron en dar visibilidad a todas ellas. Tras el documental, muchas Enfermedades Raras quedaron en el tintero. Querían seguir creciendo, que todas las enfermedades poco frecuentes tuvieran su protagonismo. Nació así MyLeaf, una herramienta que ayuda a seguir la evolución de los pacientes y conectarlos entre ellos.

Desde "Raras, pero no Invisibles" hacen un trabajo de divulgación impecable a través de redes sociales como Twitter y Facebook, con una web clara y concisa y con un blog.

____

⤴ https://rarasperonoinvisibles.com/

■ **@masvisibles**

Más visibles nace con la idea de cubrir una necesidad en el mundo de las Enfermedades Raras. Una necesidad que no es otra que dar visibilidad a las enfermedades y a las personas afectadas por ellas.

Desde la web se ofrecen una gran variedad de recursos disponibles tanto para profesionales de la salud que se dedican al cuidado de personas con Enfermedades Raras como para los propios afectados y sus familias. En esta web podrás ver enlaces a otras asociaciones de pacientes.

____

⬀ https://www.masvisibles.com/

■ **@ffpaciente**

Es una asociación sin ánimo de lucro creada para dar voz y visibilidad a los pacientes a través de las redes sociales. Fomenta la participación activa entre pacientes y profesionales de la salud con el objetivo de potenciar el apoyo entre iguales, la evidencia científica y el autocuidado.

Cada viernes con el *hashtag* #FFPaciente se inicia una conversación en Twitter para:

- Formar comunidad con pacientes y profesionales.
- Fomentar redes sociales aplicadas a la salud.
- Compartir eventos, webs fiables, recursos…
- Fomentar el autocuidado.
- Derribar métodos y tabúes.
- Compartir tu historia y descubrir la de otras personas.

FFPaciente ha crecido y no deja de innovar e introducir nuevas herramientas para participar y contar las experiencias del paciente. En la web se pueden encontrar nuevas secciones:

- **El pódcast del paciente:** tiene como objetivo ahondar en el comportamiento de los pacientes y cuidadores, así como de sus necesidades de atención sanitaria. Profundiza en los testimonios de personas que conviven con la enfermedad para potenciar su participación activa en su autocuidado y fomenta el apoyo entre iguales y el aprendizaje informal. Mejora la comunicación y empatía con los pacientes que es una de las finalidades que ayudarían a potenciar un cuidado con calidad y personalizado.

  Ser un paciente activo puede cambiar la manera en la que se enfrenta a un problema de salud. Promover la educación para la salud y el compromiso con uno mismo en relación con los hábitos de vida saludable puede tener un efecto de protección en tu salud. El equipo de FFPaciente ha ideado esta sección para disfrutar, acompañar al paciente y aprender mutuamente.

- **En la Piel De:** es un espacio creado por la Asociación FFPaciente con la colaboración de cursos FNN para profundizar en el comportamiento de los pacientes y cuidadores, así como de sus necesidades de atención sanitaria.

Pretende dar voz a los testimonios de personas que conviven con la enfermedad para potenciar su participación activa en el autocuidado y fomentar el apoyo entre iguales, así como aprender de sus experiencias y poder desarrollar aún más la empatía como personas y, por supuesto, como profesionales de la salud, con la finalidad de mejorar la calidad de los cuidados que se aplican día a día. Ser un paciente activo puede cambiar la manera en la que te enfrentas a un problema de salud. Promover la educación para la salud y el compromiso con uno mismo en relación con los hábitos de vida saludable puede tener un impacto positivo en tu salud.

- **Conexión Pacientes: Charla a tres,** de la Escuela de Pacientes de la Fundación Universidad Europea y la Asociación FFPaciente.

Hay tres características principales que se toman de la definición de educación para la salud de la Organización Mundial de la Salud que debe reunir un paciente para poder hacerse experto:

- La motivación: el paciente quiere encontrarse bien.
- La información: el paciente sabe cómo cuidarse o cómo y dónde buscar la información para hacerlo.
- El apoyo: el paciente ayuda y se deja ayudar.

Esta última característica se toma del pilar principal del Modelo de Cuidados Crónicos de la OMS; el apoyo al autocuidado.

Todo esto es distintivo de nuestra asociación, el apoyo entre iguales y la autonomía del paciente y será parte del nuevo proyecto, "Conexión Pacientes: Charla a tres" de la Escuela de Pacientes de la Fundación Universidad Europea y la Asociación FFPaciente que contará con el apoyo de diferentes asociaciones de pacientes.

"Un paciente informado y formado, es una persona con mejor salud".

Pedro Soriano

🡵 https://ffpaciente.es/

@pacienteqcuenta

"Pacientes que cuentan" nació con el objetivo de dar visibilidad a los proyectos *online* de los pacientes que publican información valiosa sobre su experiencia con la enfermedad de manera responsable. En las webs que encontrarás en la red "Pacientes que cuentan" encontrarás sus reflexiones, sus vivencias, consejos y recomendaciones de primera mano sobre hábitos de vida que pueden ayudarte en tu autocuidado.

Si eres paciente y tienes un proyecto *online* (web, perfil o página en Facebook) desde el que tratas de ayudar a otros pacientes ponte en contacto e intentarán echarte una mano para que tu trabajo en Internet se conozca. #Pacientesquecuentan ha crecido y de ahí han surgido iniciativas muy interesantes como #CroniChat y #CronichatLIVE, organizados ambos en trabajo colaborativo entre pacientes y profesionales sanitarios, o el recién

estrenado #EntrePacientes, que sí está hecho por y para
pacientes en su totalidad. De estos pacientes han surgido
iniciativas también interesantes por el gran papel que juegan en el apoyo mutuo, y que giran en torno a *hashtag*
que han cobrado vida y que tienen gran movimiento en
RRSS, como:

#NoDesistir   #SiempreAdelante
#MuchaFuerzayPaciencia   #ElAmorCura
#OleconOle   #HoyTambien

Y alguno más con motivo de los días mundiales relacionados con los pacientes.

———————

⎚ https://pacientesquecuentan.com/

■ @cronichats
Espacio donde los pacientes y los profesionales de la salud
hablan, comparten y aprenden.

Una vez al mes más de 100 personas —pacientes y profesionales de la salud— se reúnen para hablar de las cosas
que nos importan en un Tweetchat público en Twitter.

———————

⎚ https://cronichat.es/

Integración escolar en Enfermedades Raras

El Centro de Referencia Estatal de Atención a Personas con Enfermedades Raras y sus Familias (CREER) dependiente del Imserso, ha publicado la guía "Enfermedades Raras en la Escuela: guía de apoyo", elaborada por el Departamento de Educación del CREER.

Esta publicación quiere servir de apoyo a la comunidad educativa y a los profesionales de los sistemas de atención social y educativa. Ofrece recursos e información para una adecuada respuesta a las necesidades de los niños y jóvenes con Enfermedades Raras, que favorezcan su acceso, participación y éxito en el sistema educativo como garantía de inclusión y participación social.

Las Enfermedades Raras identifican a un grupo heterogéneo de enfermedades y condiciones de baja prevalencia, 5 de cada 10 000 personas, según criterio adoptado por la Comunidad Europea. La mayoría de los casos aparecen en la edad pediátrica, dada la alta frecuencia de enfermedades de origen genético y de anomalías congénitas. El escaso conocimiento de ellas por parte de los sistemas de atención genera desventaja y desigualdad en el acceso a servicios y recursos para las personas con diagnóstico de ER, limitando el ejercicio de derechos fundamentales, como es el derecho a la educación.

Las autoras, Yolanda Ahedo Infante, pedagoga, Montserrat Cabrejas del Campo y Ana Santamaría Herrera, maestras del CREER, dedican especialmente la guía a todas las niñas y niños y familias que viven y conviven con una Enfermedad Rara.

En el ámbito educativo, cada alumno es diferente y tiene sus propias necesidades, pero el conocimiento y la información nos abren puertas y nos ayuda a conocer, aprender y entender. Con esta guía pretenden conseguir abrir espacios a la reflexión, a la imaginación, a la flexibilidad, en definitiva, tener otra mirada para ser capaces de crear escuelas más inclusivas.

____

https://creenfermedadesraras.imserso.es/creer_01/actualidad/canal/2021/enero/IM_134461#IM_134461

Cribado neonatal: un modelo de éxito

En 1968 y gracias a la iniciativa del profesor Federico Mayor Zaragoza se creó en España el centro para la detección de enfermedades metabólicas congénitas. El Centro de Investigación de Alteraciones Moleculares y Cromosómicas (CIAMYC) fue pionero y se creó como centro piloto. En sus orígenes fue dirigido por la Dra. Magdalena Ugarte.

Surge a partir de una estancia del profesor Federico Mayor Zaragoza en Inglaterra. Allí conoció el trabajo del Dr. Woolf. Se interesó por el sistema de detección precoz que implantó en Inglaterra y pensó en reproducirlo en España. Estos fueron los orígenes de lo que conocemos como prueba del talón. Que son programas dirigidos al diagnóstico y tratamiento precoz de errores innatos del metabolismo, enfermedades endocrino-metabólicas que provocan alteraciones severas en el individuo. Pueden ser debut neonatal o manifestación tardía.

El éxito de estos programas tuvo gran repercusión social y provocó un interés tan grande que se fue creando una red asistencial a nivel nacional dando lugar en 1977 al Plan Nacional de Prevención de la Subnormalidad, pudiéndose beneficiar del mismo la inmensa mayoría de los recién nacidos en España.

Actualmente se le conoce como programas de cribado neonatal de enfermedades endocrino-metabólicas y tienen como objetivo principal identificar precozmente y tratar a los recién nacidos afectados de aquellas enfermedades congénitas que cumplen los criterios de inclusión en los programas de cribado neonatal. Una actuación precoz en estos casos supone una reducción de la morbilidad, la mortalidad y las discapacidades asociadas a dichas enfermedades. Aumentando así la calidad de vida del paciente y sus familiares.

Las enfermedades que forman parte del programa de cribado neonatal de enfermedades endocrino-metabólicas de la cartera común de servicios asistenciales del Sistema Nacional de Salud (SNS) español y que se están disponibles para todos los recién nacidos en España son:

- Hipotiroidismo congénito.
- Fenilcetonuria.
- Fibrosis quística.
- Deficiencia de acil-coenzima A-deshidrogenasa de cadena media (MCADD).
- Deficiencia de 3-hidroxi-acil-coenzima A-deshidrogenasa de cadena larga (LCHADD).
- Acidemia Glutárica tipo I (GA-I).
- Anemia falciforme.

Se han consensuado unos objetivos de calidad desde el Ministerio de Sanidad con las comunidades y ciudades autónomas debiendo estas remitir un informe anual.

Se revisan periódicamente la evidencia científica sobre otras posibles patologías a incluir en el programa de cribado a nivel nacional. En la actualidad estas son las enfermedades incluidas a nivel nacional existiendo una gran heterogeneidad en el número de patologías a cribar de una comunidad a otra.

Unidades multidisciplinares

Con la idea de mejorar el modelo asistencial en pacientes con enfermedades raras surge la iniciativa de crear unidades multidisciplinares. Unidades en las que se debe situar al paciente con una enfermedad minoritaria en el centro sanitario y a partir de ahí involucrar a la sociedad y a las asociaciones de pacientes. Una atención integral de paciente con enfermedad minoritaria requiere una coordinación entre atención primaria y atención especializada fluida y eficaz.

Desde **atención primaria** se debe:
- Facilitar la accesibilidad a los centros especializados
- Favorecer el contacto con especialistas para seguimiento.
- Facilitar acceso a otros recursos de información.
- Facilitar el reciclaje y la formación continuada en enfermedades minoritarias.
- Protocolo DICE-APER.
- Campañas de concienciación y sospecha diagnóstica.

En **atención especializada**:
- Contacto directo con las unidades de diagnóstico.
- Creación de grupos de trabajo en patologías poco frecuentes.
- Unidades de atención multidisciplinar
- Revisión en consultas conjuntas y coordinadas

- Revisión de protocolos asistenciales.
- Visibilizar la actividad de los grupos de trabajo en atención primaria.
- Elaborar flujos de comunicación según patologías.
- Promover proyectos de investigación.
- Diseñar actividades formativas para el personal sanitario.
- Coordinar rehabilitación, fisioterapia, controles de enfermería.

La unidad multidisciplinar tiene como finalidad facilitar el acceso no solo a la asistencia sanitaria del paciente y su familia. En las unidades multidisciplinares se deberían cuidar aspectos tan importantes como el social dando especial importancia a temas como la atención social.

Los pacientes que se desplazan desde lugares lejanos al centro hospitalario no pueden estar haciéndolo de forma continua. Uno de los objetivos de las unidades multidisciplinares es evitar la angustia que provoca a la familia y al propio paciente los desplazamientos con las consecuentes repercusiones que ello conlleva de pérdida de rutina lectiva-laboral y los perjuicios sociales o económicos que se generan.

Un modelo ideal de unidad multidisciplinar en el que el paciente sea el centro de la atención debería tener en cuenta que al mismo paciente se le cita en varios servicios el mismo día y requiere pruebas que lleva tiempo hacer. Coordinar todas las pruebas, con las consultas y las terapias sería un éxito en este tipo de unidades.

Actualmente se han puesto en marcha en Galicia, Madrid, Cataluña y Murcia unidades facilitan al paciente su atención integral. Son inicios que marcan una tendencia positiva y que hacen más llevadera la situación a las personas afectadas y sus familias.

Transición de pediatría al adulto

Las Enfermedades Raras de debut pediátrico, son crónicas y en muchas ocasiones incapacitantes por lo que afectan no solo en el niño que las padece, sino también sobre su familia y su entorno.

La transición es el cambio de una etapa a otra. Es el cambio de la niñez a la edad adulta. La *society of adolescent medicine* describe la transición como "el cambio planificado en adolescentes o adultos jóvenes afectados de enfermedades crónicas de un sistema de salud centrado en el niño a un sistema de salud centrado en el adulto". Extrapolando esta definición a la vida cotidiana tendremos que es un cambio de la atención pediátrica a la atención de adultos, un cambio del colegio al mundo laboral y un cambio sobre todo de la vida bajo la protección familiar a la independencia. La transición debe tener como objetivos principales que los cambios citados permitan al paciente con una enfermedad rara obtener independencia para el autocuidado (en los casos que sea posible) y le permita tomar de decisiones para mejorar su calidad de vida.

Se debe evitar confundir transición con transferencia. La transición es un proceso en el tiempo que lleva a una adaptación de todas las partes implicadas, paciente, pediatra y médico especialista de adultos. Sin embargo, la transferencia es el momento en el que se pasa al paciente de una unidad a otra.

Durante los últimos años han aparecido nuevos tratamientos y ha habido una mejor atención de los pacientes. Los diagnósticos se han hecho precozmente haciendo posible también un acceso al tratamiento adecuado. Esto ha hecho que haya una mayor tasa de supervivencia y que pacientes afectados por Enfermedades Raras estén llegando por primera vez a la edad adulta. Uno de los retos actuales es conseguir que los pediatras hagan la transición de los pacientes adultos que aún siguen viendo a unidades multidisciplinares en la que existan médicos de adultos que conocen la patología del adulto. La transición se recomienda que sea flexible y progresiva. Debe ser un proceso individualizado atendiendo a las necesidades de cada paciente, sus circunstancias y el desarrollo de su patología.

Antes de proponer un proceso de transición hay que asegurarse que el paciente es capaz de entender cuál es su patología. Asegurarse de que es conocedor de la misma y de las consecuencias de una inadecuada transición si no es parte activa de la misma. El paciente debe ser responsable de su autocuidado. La familia es parte importante en todo el proceso y no debe quedar excluida en ningún momento siendo parte activa del mismo. Se debe formar al paciente para conseguir que sea autosuficiente y autónomo. Durante la adolescencia se da un peor control de la enfermedad y una peor adherencia al tratamiento.

Proyecto Pagora: ejemplo de trabajo colaborativo con la industria

La porfiria aguda es una enfermedad rara cuya incidencia real es desconocida y muy probablemente estemos hablando de una patología infradiagnosticada. Es posible que esto sea así debido a que es una enfermedad con bajo índice de sospecha y a que el diagnóstico definitivo requiere la medición de metabolitos por medio de complejos análisis de laboratorio, medición de enzimas y estudios genéticos moleculares que no están disponibles en la mayoría de los centros hospitalarios.

Hay un método descrito que resulta sencillo y económico y se basa en la identificación cualitativa de porfobilinógeno (PBG) en orina que durante las crisis se encuentra elevado. Un test de Hoesch negativo descarta que haya una crisis porfírica en ese momento.

Los síntomas clínicos de inicio en una crisis de porfiria son dolor abdominal intenso, náuseas, pueden aparecer vómitos y agitación. Es normal que ante este cuadro se piense más en patología digestiva o ginecológica y el tratamiento sea con analgésicos, antieméticos o tranquilizantes.

Esto puede llegar a ser contraproducente si se trata de una porfiria aguda intermitente ya que hay una serie de fármacos contraindicados que podrían agravar la crisis y provocar la aparición de parálisis e incluso convulsiones.

La afectación neurológica de la porfiria se puede confundir con otras enfermedades neurológicas que suelen ser más frecuentes y esto provoca un retraso diagnóstico y un tratamiento inadecuado haciendo que la situación del paciente empeore. El retraso diagnóstico de esta enfermedad puede llegar hasta los diez años. Es por eso por lo que surge el término "porfiria consciente" para dar visibilidad a la patología y sus formas de manifestación y hacer que el diagnóstico sea precoz y así proceder la instauración de un tratamiento adecuado y efectivo.

Se diseñó un estudio epidemiológico observacional transversal multicéntrico de ámbito nacional entre los pacientes atendidos en urgencias hospitalarias con esta sintomatología. Liderado por la unidad de genética clínica del Hospital Universitario Príncipe de Asturias y con la colaboración de la industria farmacéutica. El estudio PAGORA consistía en el cribado de los pacientes que acudían a urgencias con dolor abdominal recurrente no filiado y se aplicaría un protocolo en forma de algoritmo para su sospecha clínica.

Mediante la aplicación protocolizada del test de Hoesch se deseaba conocer la incidencia de crisis de porfiria aguda entre los pacientes que acuden a servicios de urgencias con dolor abdominal no filiado, recurrente o con datos clínicos para sospechar esta etiología. Para su desarrollo se requería la implicación en cada centro de profesionales de las Unidades de Urgencias y de los Servicios de Medicina Interna. Para los aspectos de coordinación de este proyecto y la preparación centralizada del reactivo para la prueba de Hoesch se obtuvo una ayuda para Proyectos de Investigación del Instituto de Salud Carlos III en la convocatoria de 2012 (PI 12/2567) y estuvo avalado por el grupo de enfermedades minoritarias de la Sociedad Española de Medicina Interna.

La colaboración entre industria farmacéutica y sociedades médicas hace posible que en Enfermedades Raras puedan alcanzar acuerdos beneficiosos para los pacientes, reducir los tiempos de acceso al diagnóstico y tener acceso al tratamiento adecuado.

Proyecto FIND: ejemplo de trabajo colaborativo con asociaciones de pacientes

La Unidad de Diagnóstico y Tratamiento de las Enfermedades Metabólicas Congénitas del Hospital Clínico de Santiago de Compostela en colaboración con la Asociación Española MPS lisosomales desarrollaron el Proyecto Find, con el objetivo de ayudar a los profesionales a diagnosticar precozmente las mucopolisacaridosis, que son un grupo de 13 enfermedades hereditarias poco frecuentes y difíciles de diagnosticar en la infancia(MPS-I-H, MPS-I-S, MPS-I-HS, MPS-II, MPS-IIIA, MPS-IIIB, MPS-IIIC, MPS-IIID, MPS-IVA, MPS-IVB, MPS-VI, MPS-VII y MPS-IX).

Los niños afectados de MPS no suelen presentar ningún signo ni síntoma que alerte de la presencia de la enfermedad en el momento del nacimiento ya que el fenotipo progresa con el tiempo. El diagnóstico precoz de estas enfermedades es esencial para intentar frenar la progresión de la enfermedad permitiendo realizar intervenciones terapéuticas que modifiquen su curso natural y para poder realizar el consejo genético familiar en un momento clave, la decisión reproductiva.

Las mucopolicasaridosis (MPS) son enfermedades multi-sistémicas y progresivas que con frecuencia afectan a:

- Sistema nerviosos.
- Sistema musculoesquelético.
- Visceromegalias.
- ORL.
- Ojo.
- Corazón.
- Tejido conectivo.
- Facies.

El proyecto consiste en facilitar al profesional sanitario, sobre todo pediatras, un "*kit* de diagnóstico" ante la sospecha de un cuadro clínico compatible. *Kit* que se solicita a través de la correo electrónico a la Unidad de Diagnóstico de Santiago. En él se incluye una ficha de solicitud con el consentimiento informado, las instrucciones para tomar muestras de orina y sangre que serán enviadas al Laboratorio de Metabolopatías del Complexo Hospitalario Universitario de Santiago de Compostela donde se realizarán los análisis.

El diagnóstico clínico de MPS se confirma con el análisis cuantitativo de los glucosaminoglicanos GAGs (sustancias que se acumulan en las células de los afectados debido al mal funcionamiento de alguna de las 11 enzimas implicadas) en la orina del paciente. Según el tipo de GAG que se encuentre elevado, se tiene una orientación sobre que enfermedad hay que investigar y para ello, se realiza la medición de la enzima sospechosa de encontrarse deficitaria. En otras palabras, de primera elección se realiza la cuantificación de GAG que, si se encuentran alterados, se confirma el defecto enzimático midiéndolo en la muestra de sangre impregnada en papel. Esta técnica de cribado tiene una altísima especificidad (98 %) y un valor predictivo positivo del 99,8 %. La confirmación analítica se realiza midiendo la actividad enzimática en una muestra de sangre fresca y encontrando las alteraciones genéticas causales de la enfermedad.

El diagnóstico precoz es muy importante ya que permite acceder antes al tratamiento. En el proyecto FIND el 75 % de los casos diagnosticados tenían 5 años o menos de edad, incluso 6 niños aún no habían cumplido un año.

Actualmente se encuentra bajo revisión clínica para poder publicar los resultados de estos 6 años de funcionamiento de este proyecto.

Medicamentos huérfanos autorizados en la Unión Europea y comercializados en España

INDICACIONES	MEDICAMENTO	PRINCIPIOS ACTIVOS	LABORATORIO TITULAR	PRESCRIPCIÓN	ESTADO	FECHA	COMERCIALIZADO
Linfoma cutáneo de células T; linfoma anaplásico de células grandes y linfoma de Hodgkin	**ADCETRIS** 50mg polvo para concentrado para solución para perfusión	BRENTUXIMAB VEDOTINA	Takeda Pharma A/S	Uso Hospitalario	Autorizado	29/11/2012	Si
Hipertensión arterial pulmonar incluyendo la hipertensión pulmonar tromboembólica crónica	**ADEMPAS** 1 mg comprimidos recubiertos con película	RIOCIGUAT	Bayer Ag	Uso Hospitalario	Autorizado	21/05/2014	Si
Hipertensión arterial pulmonar incluyendo la hipertensión pulmonar tromboembólica crónica	**ADEMPAS** 1,5 mg comprimidos recubiertos con película	RIOCIGUAT	Bayer Ag	Uso Hospitalario	Autorizado	21/05/2014	Si
Hipertensión arterial pulmonar incluyendo la hipertensión pulmonar tromboembólica crónica	**ADEMPAS** 2 mg comprimidos recubiertos con película	RIOCIGUAT	Bayer Ag	Uso Hospitalario	Autorizado	21/05/2014	Si
Hipertensión arterial pulmonar incluyendo la hipertensión pulmonar tromboembólica crónica	**ADEMPAS** 2,5 mg comprimidos recubiertos con película	RIOCIGUAT	Bayer Ag	Uso Hospitalario	Autorizado	21/05/2014	Si
Fistulas anales complejas en adultos con enfermedad de Crohn	**ALOFISEL** 5 millones de células/ml suspensión inyectable	DARVADSTROCEL	Takeda Pharma A/S	Uso Hospitalario	Autorizado	19/07/2018	Si
Leucemia linfoblástica aguda (LLA) de células B	**BESPONSA** 1 mg polvo para concentrado para solución para perfusión	INOTUZUMAB OZOGAMICINA	Pfizer Europe Ma Eeig	Uso Hospitalario	Autorizado	21/07/2017	Si
Leucemia mieloide aguda	**DACOGEN** 50mg polvo para concentrado para solución para perfusión	DECITABINA	Janssen-Cilag	Uso Hospitalario	Autorizado	15/11/2012	Si
Mieloma múltiple	**DARZALEX** 1.800 mg Solución inyectable	DARATUMUMAB	Janssen-Cilag International N.V	Uso Hospitalario	Autorizado	15/06/2020	Si
Mieloma múltiple	**DARZALEX** 20 mg/ml concentrado para solución para perfusión	DARATUMUMAB	Janssen-Cilag International N.V	Uso Hospitalario	Autorizado	23/06/2016	Si
Mieloma múltiple	**DARZALEX** 20 mg/ml concentrado para solución para perfusión	DARATUMUMAB	Janssen-Cilag International N.V	Uso Hospitalario	Autorizado	23/06/2016	Si
Hemofilia B	**IDELVION** 1000 UI polvo y disolvente para solución inyectable	ALBUTREPENO-NACOG ALFA	Csl Behring Gmbh	Uso Hospitalario	Autorizado	30/08/2016	Si

INDICACIONES	MEDICAMENTO	PRINCIPIOS ACTIVOS	LABORATORIO TITULAR	PRESCRIPCIÓN	ESTADO	FECHA	COMER-CIALIZADO
Hemofilia B	**IDELVION** 2000 UI polvo y disolvente para solución inyectable	ALBUTREPENONACOG ALFA	Csl Behring Gmbh	Uso Hospitalario	Autorizado	30/08/2016	Si
Hemofilia B	**IDELVION** 250 UI polvo y disolvente para solución inyectable	ALBUTREPENONACOG ALFA	Csl Behring Gmbh	Uso Hospitalario	Autorizado	30/08/2016	Si
Hemofilia B	**IDELVION** 500 UI polvo y disolvente para solución inyectable	ALBUTREPENONACOG ALFA	Csl Behring Gmbh	Uso Hospitalario	Autorizado	30/08/2016	Si
Leucemia linfocítica crónica	**IMBRUVICA** 140 mg cápsulas duras	IBRUTINIB	Janssen-Cilag International N.V	Diagnóstico Hospitalario	Autorizado	06/11/2014	Si
Leucemia linfocítica crónica	**IMBRUVICA** 140 mg cápsulas duras	IBRUTINIB	Janssen-Cilag International N.V	Diagnóstico Hospitalario	Autorizado	06/11/2014	Si
Mieloma múltiple	**IMNOVID** 3 mg cápsulas duras	POMALIDOMIDA	Celgene Europe B.V.	Uso Hospitalario	Autorizado	20/12/2013	Si
Mieloma múltiple	**IMNOVID** 4 mg cápsulas duras	POMALIDOMIDA	Celgene Europe B.V.	Uso Hospitalario	Autorizado	20/12/2013	Si
Leucemia mieloide aguda	**MYLOTARG** 5 mg polvo y disolvente para solución inyectable	GEMTUZUMAB OZOGAMICINA	Pfizer Europe Ma Eeig	Uso Hospitalario	Autorizado	25/05/2018	Si
Cáncer folicular de tiroides y cáncer papilar de tiroides	**NEXAVAR** 200 mg comprimidos recubiertos con película	SORAFENIB TOSILATO	Bayer Ag	Diagnóstico Hospitalario	Autorizado	01/08/2006	Si
Hipertensión arterial pulmonar	**OPSUMIT** 10 mg comprimidos recubiertos con película	MACITENTAN	Janssen-Cilag International N.V	Uso Hospitalario	Autorizado	07/05/2014	Si
Leucemia mieloide aguda, mastocitosis	**RYDAPT** 25 mg cápsulas blandas	MIDOSTAURINA	Novartis Europharm Limited	Diagnóstico Hospitalario	Autorizado	30/10/2017	Si
Acromegalia, síndrome de Cushing	**SIGNIFOR** 20 mg polvo y disolvente para solución inyectable	PASIREOTIDA	Recordati Rare Diseases	Diagnóstico Hospitalario	Autorizado	19/02/2015	Si
Acromegalia, síndrome de Cushing	**SIGNIFOR** 40 mg polvo y disolvente para solución inyectable	PASIREOTIDA	Recordati Rare Diseases	Diagnóstico Hospitalario	Autorizado	19/02/2015	Si

INDICACIONES	MEDICAMENTO	PRINCIPIOS ACTIVOS	LABORATORIO TITULAR	PRESCRIPCIÓN	ESTADO	FECHA	COMER-CIALIZADO
Acromegalia, síndrome de Cushing	**SIGNIFOR** 60 mg polvo y disolvente para solución inyectable	PASIREOTIDA	Recordati Rare Diseases	Diagnóstico Hospitalario	Autorizado	19/02/2015	Si
Atrofia muscular espinal 5q	**SPINRAZA** 12 mg solución inyectable	NUSINERSEN	Biogen Netherlands B.V.	Uso Hospitalario	Autorizado	06/07/2017	Si
infección por Pseudomonas aeruginosa en pacientes con fibrosis quística	**TOBI PODHALER** 28 mg polvo para inhalación (cápsula dura)	TOBRAMICINA	Mylan Ire Healthcare Limited	Uso Hospitalario	Autorizado	12/08/2011	Si
Esclerosis tuberosa	**VOTUBIA** 10 mg comprimidos	EVEROLIMUS	Novartis Europharm Limited	Diagnóstico Hospitalario	Autorizado	26/04/2013	Si
Esclerosis tuberosa	**VOTUBIA** 2 mg comprimidos dispersables	EVEROLIMUS	Novartis Europharm Limited	Diagnóstico Hospitalario	Autorizado	10/04/2014	Si
Esclerosis tuberosa	**VOTUBIA** 2,5 mg comprimidos	EVEROLIMUS	Novartis Europharm Limited	Diagnóstico Hospitalario	Autorizado	28/09/2011	Si
Esclerosis tuberosa	**VOTUBIA** 3 mg comprimidos dispersables	EVEROLIMUS	Novartis Europharm Limited	Diagnóstico Hospitalario	Autorizado	10/04/2014	Si
Esclerosis tuberosa	**VOTUBIA** 5 mg comprimidos	EVEROLIMUS	Novartis Europharm Limited	Diagnóstico Hospitalario	Autorizado	28/09/2011	Si
Esclerosis tuberosa	**VOTUBIA** 5 mg comprimidos dispersables	EVEROLIMUS	Novartis Europharm Limited	Diagnóstico Hospitalario	Autorizado	10/04/2014	Si
Polineuropatía familiar amiloide	**VYNDAQEL** 20 mg cápsulas blandas	TAFAMIDIS MEGLUMINA	Pfizer Europe Ma Eeig	Uso Hospitalario	Autorizado	30/11/2011	Si
Diversas formas de cáncer de ovario epitelial	**ZEJULA** 100 mg cápsulas duras	NIRAPARIB TOSILATO MONOHIDRATO	Glaxosmithkline (Ireland) Limited	Diagnóstico Hospitalario	Autorizado	08/03/2018	Si
Hemofilia B	**ALPROLIX** 1.000 UI polvo y disolvente para solución inyectable	EFTRENONACOG ALFA	Swedish Orphan Biovitrum Ab (Publ)	Uso Hospitalario	Autorizado	23/06/2016	Si
Hemofilia B	**ALPROLIX** 2.000 UI polvo y disolvente para solución inyectable	EFTRENONACOG ALFA	Swedish Orphan Biovitrum Ab (Publ)	Uso Hospitalario	Autorizado	23/06/2016	Si
Hemofilia B	**ALPROLIX** 250 UI polvo y disolvente para solución inyectable	EFTRENONACOG ALFA	Swedish Orphan Biovitrum Ab (Publ)	Uso Hospitalario	Autorizado	22/06/2016	Si

INDICACIONES	MEDICAMENTO	PRINCIPIOS ACTIVOS	LABORATORIO TITULAR	PRESCRIPCIÓN	ESTADO	FECHA	COMERCIALIZADO
Hemofilia B	**ALPROLIX** 3.000 UI polvo y disolvente para solución inyectable	EFTRENONACOG ALFA	Swedish Orphan Biovitrum Ab (Publ)	Uso Hospitalario	Autorizado	23/06/2016	Si
Hemofilia B	**ALPROLIX** 500 UI polvo y disolvente para solución inyectable	EFTRENONACOG ALFA	Swedish Orphan Biovitrum Ab (Publ)	Uso Hospitalario	Autorizado	23/06/2016	Si
Lipofuscinosis neuronal ceroidea tipo 2	**BRINEURA** 150 mg solución para perfusión	CERLIPONASA ALFA	Biomarin International Limited	Uso Hospitalario	Autorizado	21/06/2019	No
Fibrosis quística	**BRONCHITOL** 40 mg polvo para inhalación cápsulas duras	MANITOL	Pharmaxis Europe Limited	Uso Hospitalario	Autorizado	15/07/2016	Si
Enfermedad de Gaucher	**CERDELGA** 84 mg cápsulas duras	ELIGLUSTAT	Genzyme Europe B.V.	Uso Hospitalario	Autorizado	02/02/2016	Si
Mucormicosis y de la aspergillosis invasiva	**CRESEMBA** 100mg cápsulas duras	ISAVUCONAZOL SULFATO	Basilea Pharmaceutica Deutschland Gmbh	Uso Hospitalario	Autorizado	15/02/2016	Si
Mucormicosis y de la aspergillosis invasiva	**CRESEMBA** 200mg polvo para concentrado para solución para perfusión	ISAVUCONAZOL SULFATO	Basilea Pharmaceutica Deutschland Gmbh	Uso Hospitalario	Autorizado	15/02/2016	Si
Hipofosfatemia ligada al cromosoma X	**CRYSVITA** 10 mg solución inyectable	BUROSUMAB	Kyowa Kirin Holdings B.V.	Uso Hospitalario	Autorizado	11/05/2018	Si
Hipofosfatemia ligada al cromosoma X	**CRYSVITA** 20 mg solución inyectable	BUROSUMAB	Kyowa Kirin Holdings B.V.	Uso Hospitalario	Autorizado	11/05/2018	Si
Hipofosfatemia ligada al cromosoma X	**CRYSVITA** 30 mg solución inyectable	BUROSUMAB	Kyowa Kirin Holdings B.V.	Uso Hospitalario	Autorizado	11/05/2018	Si
Tuberculosis	**DELTYBA** 50 mg comprimidos recubiertos con película	DELAMANID	Otsuka Novel Products Gmbh	Uso Hospitalario	Autorizado	05/05/2017	Si
Enfermedad de Fabry	**GALAFOLD** 123 mg cápsulas duras	MIGALASTAT HIDROCLORURO	Amicus Therapeutics Uk Ltd	Diagnóstico Hospitalario	Autorizado	29/08/2016	Si
Leucemia linfocítica crónica; linfoma folicular	**GAZYVARO** 1000 mg concentrado para solución para perfusión	OBINUTUZUMAB	Roche Registration Gmbh	Uso Hospitalario	Autorizado	06/08/2014	Si

INDICACIONES	MEDICAMENTO	PRINCIPIOS ACTIVOS	LABORATORIO TITULAR	PRESCRIPCIÓN	ESTADO	FECHA	COMER-CIALIZADO
Lesiones corneales con deficiencia de células madre limbares debida a quemaduras oculares	**HOLOCLAR** 79000-316000 células/CM2 equivalente de tejido vivo	Células epiteliales corneales humanas autólogas, expandidas *ex vivo*, entre las que se encuentran células madre	Holostem Terapie Avanzate S.R.L.	Uso Hospitalario	Autorizado	16/09/2015	Si
Leucemia linfoblástica aguda; leucemia mieloide crónica	**ICLUSIG** 15 mg comprimidos recubiertos con película	PONATINIB	Incyte Biosciences Distribution B.V.	Uso Hospitalario	Autorizado	13/09/2016	Si
Leucemia linfoblástica aguda; leucemia mieloide crónica	**ICLUSIG** 30 mg comprimidos recubiertos con película	PONATINIB	Incyte Biosciences Distribution B.V.	Uso Hospitalario	Autorizado	13/09/2016	No
Leucemia linfoblástica aguda; leucemia mieloide crónica	**ICLUSIG** 45 mg comprimidos recubiertos con película	PONATINIB	Incyte Biosciences Distribution B.V.	Uso Hospitalario	Autorizado	20/09/2013	Si
Leucemia linfocítica crónica; linfoma de células del manto; macroglobulinemia de Waldenström	**IMBRUVICA** 140 mg comprimidos recubiertos con película	IBRUTINIB	Janssen-Cilag International N.V	Diagnóstico Hospitalario	Autorizado	25/10/2019	Si
Leucemia linfocítica crónica; linfoma de células del manto; macroglobulinemia de Waldenström	**IMBRUVICA** 280 mg comprimidos recubiertos con película	IBRUTINIB	Janssen-Cilag International N.V	Diagnóstico Hospitalario	Autorizado	25/10/2019	Si
Leucemia linfocítica crónica; linfoma de células del manto; macroglobulinemia de Waldenström	**IMBRUVICA** 420 mg comprimidos recubiertos con película	IBRUTINIB	Janssen-Cilag International N.V	Diagnóstico Hospitalario	Autorizado	25/10/2019	Si
Leucemia linfocítica crónica; linfoma de células del manto; macroglobulinemia de . Waldenström	**IMBRUVICA** 560 mg comprimidos recubiertos con películas	IBRUTINIB	Janssen-Cilag International N.V	Diagnóstico Hospitalario	Autorizado	25/10/2019	Si
Fibrosis quística	**KALYDECO** 150 mg comprimido recubierto con película	IVACAFTOR	Vertex Pharmaceuticals (Ireland) Limited	Uso Hospitalario	Autorizado	11/06/2013	Si
Fibrosis quística	**KALYDECO** 50 mg granulado con sobre	IVACAFTOR	Vertex Pharmaceuticals (Ireland) Limited	Uso Hospitalario	Autorizado	08/07/2016	Si
Fibrosis quística	**KALYDECO** 75 mg granulado con sobre	IVACAFTOR	Vertex Pharmaceuticals (Ireland) Limited	Uso Hospitalario	Autorizado	08/07/2016	Si
Deficiencia de lipasa ácida lisosomal	**KANUMA** 2 mg/ml concentrado para solución para perfusión	SEBELIPASA ALFA	Alexion Europe Sas	Uso Hospitalario	Autorizado	08/01/2016	Si

INDICACIONES	MEDICAMENTO	PRINCIPIOS ACTIVOS	LABORATORIO TITULAR	PRESCRIPCIÓN	ESTADO	FECHA	COMERCIALIZADO
Leucemia linfoblástica aguda de células B; linfoma B difuso de célula grande	**KYMRIAH** 1,2 x 10e6 - 6,0 x 10e8 células dispersión para perfusión	TISAGENLECLEUCEL	Novartis Europharm Limited	Medicamento sujeto a prescripción médica, Uso Hospitalario	Autorizado	17/09/2018	Si
Mieloma múltiple	**KYPROLIS** 10 mg polvo para suspensión para perfusión	CARFILZOMIB	Amgen Europe B.V	Uso Hospitalario	Autorizado	27/03/2017	Si
Mieloma múltiple	**KYPROLIS** 30 mg polvo para suspensión para perfusión	CARFILZOMIB	Amgen Europe B.V	Uso Hospitalario	Autorizado	27/03/2017	Si
Mieloma múltiple	**KYPROLIS** 60 mg polvo para suspensión para perfusión	CARFILZOMIB	Amgen Europe B.V	Uso Hospitalario	Autorizado	04/12/2015	Si
Potenciar la movilización de células madre hematopoyéticas a sangre periférica para su recogida y posterior trasplante autólogo	**MOZOBIL** 20 mg/ml solución inyectable	PLERIXAFOR	Genzyme Europe B.V.	Uso Hospitalario	Autorizado	12/11/2009	Si
Extracción de escaras en adultos con quemaduras térmicas de espesor parcial profundo y completo	**NEXOBRID** 2 g polvo y gel para gel	Concentrado de enzimas proteolíticas enriquecidas en BROMELAINA	Mediwound Germany Gmbh	Uso Hospitalario	Autorizado	14/07/2014	Si
Extracción de escaras en adultos con quemaduras térmicas de espesor parcial profundo y completo	**NEXOBRID** 5 g polvo y gel para gel	Concentrado de enzimas proteolíticas enriquecidas en BROMELAINA	Mediwound Germany Gmbh	Uso Hospitalario	Autorizado	15/09/2014	Si
Cirrosis biliar primaria	**OCALIVA** 10 mg comprimidos recubiertos con película	ÁCIDO OBETICOLICO	Intercept Pharma International Ltd.	Diagnóstico Hospitalario	Autorizado	31/01/2017	Si
Cirrosis biliar primaria	**OCALIVA** 5 mg comprimidos recubiertos con película	ÁCIDO OBETICOLICO	Intercept Pharma International Ltd.	Diagnóstico Hospitalario	Autorizado	31/01/2017	Si
Amiloidosis hereditaria por transtiretina	**ONPATTRO** 2 mg/ml concentrado para solución para perfusión	PATISIRAN SODIO	Alnylam Netherlands B.V.	Uso Hospitalario	Autorizado	31/10/2018	Si
Errores congénitos en la síntesis de ácidos biliares primarios	**ORPHACOL** 250 mg cápsulas duras	CÓLICO ÁCIDO	Laboratoires Ctrs (Cell Therapies Research & Services)	Uso Hospitalario	Autorizado	15/01/2015	Si
Errores congénitos en la síntesis de ácidos biliares primarios	**ORPHACOL** 50 mg cápsulas duras	CÓLICO ÁCIDO	Laboratoires Ctrs (Cell Therapies Research & Services)	Uso Hospitalario	Autorizado	15/01/2015	Si

INDICACIONES	MEDICAMENTO	PRINCIPIOS ACTIVOS	LABORATORIO TITULAR	PRESCRIPCIÓN	ESTADO	FECHA	COMER-CIALIZADO
Cistinosis	**PROCYSBI** 25 mg cápsulas duras gastrorresistentes	MERCAPTAMINA BITARTRATO	Chiesi Farmaceutici, S.P.A	Uso Hospitalario	Autorizado	31/05/2018	Si
Cistinosis	**PROCYSBI** 75 ml cápsulas duras gastrorresistentes	MERCAPTAMINA BITARTRATO	Chiesi Farmaceutici, S.P.A	Uso Hospitalario	Autorizado	31/05/2018	Si
Tratamiento crónico de pacientes con trastornos del ciclo de la urea (TCU)	**RAVICTI** 1,1 g/ml líquido oral	FENILBUTIRATO DE GLICERILO	Immedica Pharma Ab	Uso Hospitalario	Autorizado	19/06/2017	Si
Síndrome de intestino corto	**REVESTIVE** 5 mg polvo y disolvente para solución inyectable	TEDUGLUTIDA	Shire Pharma-ceuticals Ireland Limited	Uso Hospitalario	Autorizado	28/05/2013	Si
Hemoglobinuria paroxística nocturna; del síndrome hemolítico urémico atípico; miastenia gravis	**SOLIRIS** 300 mg concentrado para solución para perfusión	ECULIZUMAB	Alexion Europe Sas	Uso Hospitalario	Autorizado	07/08/2007	Si
Diagnóstico de tumores neuroendocrinos gastroenteropancreáticos	**SOMAKIT TOC** 40 microgramos equipo de reactivos para preparación radio farmacéutica	EDOTREOTIDA	Advanced Accelerator Applications	Uso Hospitalario	Autorizado	01/03/2017	Si
Fibrosis quística	**SYMKEVI** 100 mg/150 mg comprimidos recubiertos con películas	TEZACAFTOR, IVACAFTOR	Vertex Pharma-ceuticals (Ireland) Limited	Uso Hospitalario	Autorizado	17/01/2019	Si
Polineuropatía en pacientes con amiloidosis familiar por transtiretina (ATTR)	**TEGSEDI** 284 mg solución inyectable en jeringa cargada	INOTERSEN SODIO	Akcea Therapeutics Ireland Ltd	Uso Hospitalario	Autorizado	09/09/2019	Si
Enfermedad de Gaucher	**VPRIV** 400 uds. polvo para solución para perfusión	VELAGLUCERASA ALFA	Shire Pharma-ceuticals Ireland Limited	Uso Hospitalario	Autorizado	28/10/2010	Si
Narcolepsia	**WAKIX** 18 mg comprimidos recubiertos con película	PITOLISANT	Bioprojet Pharma	Medicamento sujeto a prescripción médica	Autorizado	03/08/2016	Si
Narcolepsia	**WAKIX** 4,5 mg comprimidos recubiertos con película	PITOLISANT	Bioprojet Pharma	Medicamento sujeto a prescripción médica	Autorizado	03/09/2016	Si
Diarrea del síndrome carcinoide en combinación con análogos de la somatostatina	**XERMELO** 250 mg comprimidos recubiertos con película	TELOTRISTAT ETIPRATO	Ipsen Pharma	Diagnóstico Hospitalario	Autorizado	22/12/2017	Si

INDICACIONES	MEDICAMENTO	PRINCIPIOS ACTIVOS	LABORATORIO TITULAR	PRESCRIPCIÓN	ESTADO	FECHA	COMERCIALIZADO
Linfoma B difuso de células grandes refractario o en recaída y linfoma B primario mediastínico de células grandes	**YESCARTA** 0,4 - 2 x 10e8 CELULAS dispersión para perfusión	AXICABTAGEN CILOLEUCEL	Kite Pharma Eu B.V.	Medicamento sujeto a prescripción médica, uso hospitalario	Autorizado	06/09/2018	Si
Tumores neuroen-docrinos gastroen-teropancreáticos (TNE-GEP) positivos al receptor de la somatostatina, bien diferenciados (G1 y G2), progre-sivos e irresecables o metastásicos.	**LUTATHERA** 370 mbq/ml solución para perfusión	LUTECIO (177LU) OXODOTREOTIDA	Advanced Accelerator Applications	Uso Hospitalario	Autorizado	14/11/2017	Si
Enfermedad de Castleman	**SYLVANT** 100 mg polvo para concentrado para perfusión	SILTUXIMAB	Eusa Pharma (Netherlands) B.V.	Uso Hospitalario	Autorizado	24/10/2014	Si
Angioedema hereditario	**TAKHZYRO** 300 mg solución inyectable en jeringa Precargada	LANADELUMAB	Shire Pharmaceuticals Ireland Limited	Uso Hospitalario	Autorizado	09/09/2020	Si
Academia isovalérica; academia metilma-lónica; academia propiónica	**CARBAGLU** 200 mg comprimidos dispersables	CARGLÚMICO ÁCIDO	Recordati Rare Diseases	Uso Hospitalario	Autorizado	28/10/2003	Si
Academia isovalérica; academia metilma-lónica; academia propiónica	**CARBAGLU** 200 mg comprimidos dispersables	CARGLÚMICO ÁCIDO	Recordati Rare Diseases	Uso Hospitalario	Autorizado	14/04/2005	Si
Mieloma múltiple	**DARZALEX** 20 mg/ml concentrado para solución para perfusión	DARATUMUMAB	Janssen-Cilag International N.V	Uso Hospitalario	Autorizado	08/01/2021	Si
Mieloma múltiple	**DARZALEX** 20 mg/ml concentrado para solución para perfusión	DARATUMUMAB	Janssen-Cilag International N.V	Uso Hospitalario	Autorizado	24/09/2019	Si
Leucemia linfocítica crónica; linfoma folicular	**GAZYVARO** 1000 mg concentrado para solución para perfusión	OBINUTUZUMAB	Roche Registration Gmbh	Uso Hospitalario	Autorizado	08/01/2021	Si
Mieloma múltiple	**KYPROLIS** 60 mg polvo para solución para perfusión	CARFILZOMIB	Amgen Europe B.V	Uso Hospitalario	Autorizado	03/11/2020	Si
Cáncer folicular de tiroides y el cáncer papilar de tiroides	**NEXAVAR** 200 mg compri-midos recubiertos con película	SORAFENIB TOSILATO	Bayer Ag	Diagnóstico Hospitalario	Autorizado	08/05/2020	Si
Polineuropatía familiar amiloide	**VYNDAQEL** 20 mg cápsulas blandas	TAFAMIDIS MEGLUMINA	Pfizer Europe Ma Eeig	Uso Hospitalario	Autorizado	03/11/2020	Si

www.ingramcontent.com/pod-product-compliance
Lightning Source LLC
LaVergne TN
LVHW090010180726
843489LV00001B/466